DAPUR KULIT BAHAGIA

100 Resipi untuk Menyuburkan Kulit Anda Dari Dalaman Luar

Jane Haniff

Bahan Hak Cipta ©2024

Hak cipta terpelihara

Tiada bahagian buku ini boleh digunakan atau dihantar dalam apa jua bentuk atau dengan apa cara sekalipun tanpa kebenaran bertulis yang sewajarnya daripada penerbit dan pemilik hak cipta, kecuali petikan ringkas yang digunakan dalam semakan. Buku ini tidak boleh dianggap sebagai pengganti nasihat perubatan, undang-undang atau profesional lain.

ISI KANDUNGAN

ISI KANDUNGAN..3
PENGENALAN...8
SARAPAN DAN BRUNCH...10
1. KREP SOBA..11
2. HEALING BREAKFAST LASSI......................................13
3. WAFEL MILLET..15
4. TAUHU DAN KALE BEREBUT-REBUT.........................17
5. BUAH-BUAHAN DAN OAT PROTEIN QUINOA............20
6. BIJIRIN EPAL...22
7. PARATHA SUMBAT BUNGA KOBIS............................24
8. PARATHA SUMBAT BAYAM......................................26
9. MENYEMBUHKAN GANDUM RETAK DENGAN GAJUS.......28
10. SPLIT GRAM & LENTIL CRÊPES..............................31
11. HEALING CHICKPEA FLOUR CRÊPES....................34
12. KRIM NASI KRÊPES..37
13. MASALA TOFU SCRAMBLE....................................40
14. PANCAKE BIJI KAROM...42
15. PENYEMBUHAN APRICOT & BASIL SMOOTHIE......44
16. LEMPENG JAGGERY..46
17. BUBUR KENARI..48
18. KAYU MANIS QUINOA DENGAN PIC.......................50
19. BUBUR QUINOA...52
20. TEH PENYEMBUH..54

21. AIR ARTICOK..56

22. BADAM EMAS DAN SUSU KUNYIT......................58

SELERA MAKAN DAN SNEK..................................60

23. GIGITAN BENDI DAN TIMUN.............................61

24. KENTANG MANIS DENGAN TAMARIND...............63

25. BAR BADAM...65

26. PEAR SUMBAT ARA...67

27. BEBOLA REMPAH..69

28. MAKANAN RINGAN SADERI..............................71

29. BEBOLA SPIRULINA..73

30. P , P, DAN P SNEK..75

31. KEROPOK BAWANG...77

32. KEMBANG KOL KUNING , SALAD LADA..............79

33. POPCORN DAPUR BEREMPAH...........................81

34. MASALA PAPAD..83

35. KACANG MASALA PANGGANG...........................85

36. BADAM DAN GAJUS PANGGANG BEREMPAH CHAI...................87

37. PEDAS CHICKPEA POPPERS..............................89

38. DATARAN SAYURAN BAKAR...............................91

39. KENTANG MANIS BEREMPAH............................94

KURSUS UTAMA: SAYURAN....................................97

40. TAUHU BEREMPAH, DAN TOMATO.....................98

41. HASH KENTANG JINTAN..................................101

42. HASH KENTANG BIJI SAWI...............................104

43. PENYEMBUHAN P EA DAN KUBIS PUTIH............106

44. KOBIS DENGAN BIJI SAWI DAN KELAPA............108

45. KACANG STRING DENGAN KENTANG..................110

46. TERUNG DENGAN KENTANG..............................113

47. PUCUK MASALA BRUSSELS.................................116

48. KEMBANG KOL YUNANI....................................118

49. PASTA ZUCCHINI BERKRIM................................120

50. ZUCCHINI DENGAN PESTO LABU........................122

51. PILAF ZUCCHINI DILL......................................124

52. COUSCOUS CREMINI PILAF...............................126

53. PENYEMBUHAN ASPARAGUS RISOTTO.................129

54. BULGUR DENGAN SOS LABU............................132

KURSUS UTAMA: KEKACANG DAN BIJIRAN...............134

55. SALAD JALANAN KEKACANG.............................135

56. KACANG & SAYUR MASALA..............................137

57. KACANG PENUH DENGAN KELAPA....................139

58. KACANG KARI ATAU LENTIL............................141

59. LENTIL DENGAN DAUN KARI...........................144

60. GOAN LENTIL COCONUT KARI........................147

61. KEKACANG CHANA MASALA...........................150

62. KACANG DAN LENTIL YANG DIMASAK PERLAHAN..................153

63. CHANA DAN BELAH MOONG DAL DENGAN SERPIHAN LADA...155

64. BERAS PERANG DAN ADZUKI BEAN DHOKLA.......................158

65. KACANG HIJAU DAN NASI DENGAN SAYURAN....................161

66. TUMIS SAYUR..164

67. KACANG AYAM DAN PASTA SEPANYOL.............166

68. PASTA TANPA KUBAH....................................169

69. RISOTTO BERAS PERANG................................171

70. QUINOA TABBOULE EH...173
71. MILLET, BERAS, DAN DELIMA......................................175
KURSUS UTAMA: KARI..177
72. KARI LABU DENGAN BIJI PEDAS................................178
73. KARI BENDI..181
74. KARI KELAPA SAYUR...183
75. KARI SAYUR ASAS...185
76. KACANG HITAM DAN KARI KELAPA..........................187
77. KARI KELAPA BUNGA KOBIS......................................190
78. KEMBANG KOL DAN KARI KENTANG........................192
79. KENTANG, KEMBANG KOL, DAN KARI TOMATO......194
80. KARI LENTIL DAN SAYUR CAMPUR...........................196
81. KARI TOMATO..198
82. KARI LABU PUTIH..200
83. TEMBIKAI MUSIM SEJUK KARI..................................202
84. KARI BERINSPIRASIKAN SAMBHAR DAPUR............204
85. KACANG KARI PUNJABI & LENTIL.............................207
86. KARI BAYAM, SKUASY & TOMATO............................210
PENJERAHAN..213
87. CAROB MOUSSE DENGAN ALPUKAT........................214
88. MULBERI BEREMPAH & EPAL....................................216
89. KEK LOBAK MERAH MASAM......................................218
90. KRIM KRANBERI..220
91. PISANG , GRANOLA & BERRY....................................222
92. BLUEBERRY & PIC RANGUP......................................224
93. OATMEAL BRÛLÉE..226

94. ANEKA BERI GRANITA...228

95. AISKRIM LABU TANPA GULA VEGAN.............................230

96. KRIM BUAH BEKU..232

97. PUDING ALPUKAT...234

98. GULUNG CILI DAN WALNUT..236

99. MENYEMBUHKAN PAI EPAL..238

100. MAKARONI AIR KELAPA & OREN..............................241

KESIMPULAN..244

PENGENALAN

Masuk ke "DAPUR KULIT BAHAGIA," sebuah alam di mana hidangan kulinari bertemu dengan penjagaan kulit, menawarkan anda 100 resipi yang direka untuk menyuburkan kulit anda dari dalam ke luar. Buku masakan ini ialah panduan anda untuk memanfaatkan kuasa bahan-bahan berkhasiat, makanan super dan resipi yang direka dengan pakar untuk menggalakkan kulit yang sihat dan berseri. Sertai kami semasa kami memulakan perjalanan untuk menemui persimpangan pemakanan dan penjagaan kulit, mencipta gabungan harmoni yang meningkatkan kesejahteraan dan kecantikan anda.

Bayangkan dapur yang dipenuhi dengan buah-buahan, sayur-sayuran dan bahan-bahan yang penuh dengan nutrien, masing-masing dipilih untuk menyokong kesihatan dan kecergasan kulit anda. "DAPUR KULIT BAHAGIA" bukan sekadar koleksi resipi; ia adalah pendekatan holistik untuk penjagaan kulit yang mengiktiraf kepentingan menyuburkan badan anda dari dalam. Sama ada anda ingin menangani masalah kulit tertentu, menaikkan seri wajah anda secara keseluruhan, atau sekadar menikmati hidangan yang lazat dan menyukai kulit, resipi ini direka untuk mengubah dapur anda menjadi syurga untuk kulit yang berseri dan ceria.

Daripada smoothie yang kaya dengan antioksidan kepada salad yang meningkatkan kolagen, dan daripada hidangan pembuka yang mengandungi omega-3 kepada pencuci mulut yang menarik dengan ciri-ciri meningkatkan kulit, setiap resipi adalah perayaan sinergi antara pemakanan dan penjagaan kulit. Sama ada anda peminat penjagaan kulit atau pencinta makanan yang tidak sabar-sabar untuk meneroka manfaat kecantikan makanan anda, "DAPUR KULIT BAHAGIA" ialah sumber utama anda untuk mencipta rutin penjagaan kulit yang bermula di atas pinggan anda.

Sertai kami sambil kami mendalami dunia makanan yang meningkatkan kecantikan, di mana setiap hidangan adalah bukti idea bahawa kulit yang sihat dan berseri bermula dengan pilihan yang anda buat di dapur anda. Jadi, kumpulkan bahan-bahan anda yang kaya dengan nutrien, terima kuasa makanan sebagai ubat, dan mari menyuburkan cara kita untuk mendapatkan kulit yang ceria dan berseri dengan "DAPUR KULIT BAHAGIA."

SARAPAN DAN BRUNCH

1. Krep Soba

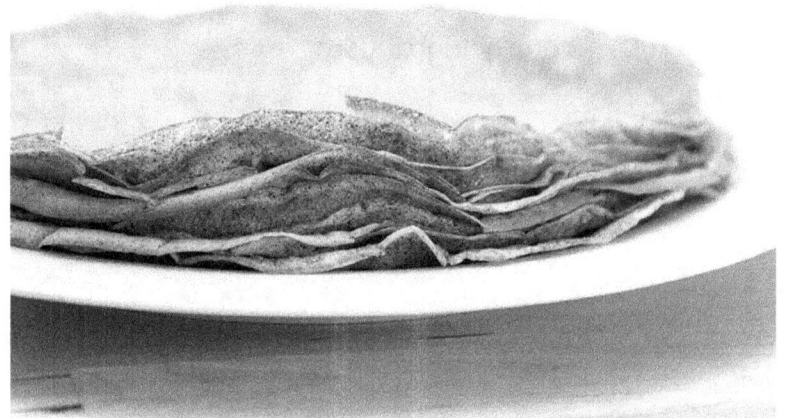

Membuat: 3 crepes

BAHAN-BAHAN:
- ½ cawan air
- ¼ sudu teh serbuk halia
- 1 sudu teh biji rami yang dikisar
- ½ cawan soba
- ½ sudu teh kayu manis
- Mentega Vegan untuk memasak

ARAHAN:
a) Campurkan semua bahan dalam mangkuk. Biarkan campuran selama 8-10 minit.
b) Apabila bersedia untuk memasak, letakkan mentega vegan pada kuali dengan api sederhana.
c) Ambil tiga sudu besar adunan dan sapukan nipis dengan belakang sudu.
d) Apabila buih mula muncul di bahagian atas, balikkan krep dengan teliti dan masak bahagian lain selama beberapa minit.

2. Healing Breakfast Lassi

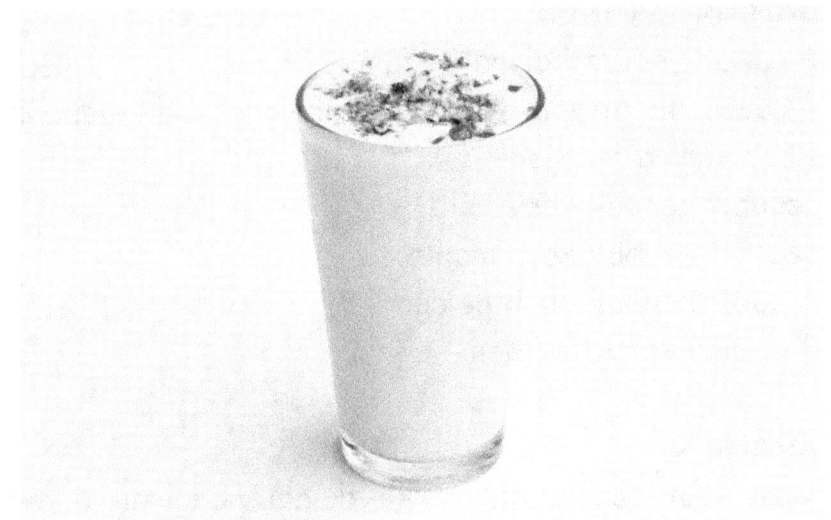

Membuat: 2 hidangan

BAHAN-BAHAN:
- ½ cawan yogurt kelapa-badam
- ½ cawan air ditapis atau mata air yang telah disucikan
- 1 biji kurma Medjool
- secubit serbuk kunyit
- secubit serbuk kayu manis
- secubit serbuk buah pelaga
- 3 stigma kunyit pilihan

ARAHAN:
a) Masukkan semua bahan ke dalam pengisar dan nadi selama 2 minit sehingga licin.
b) Minum segera.

3. Wafel millet

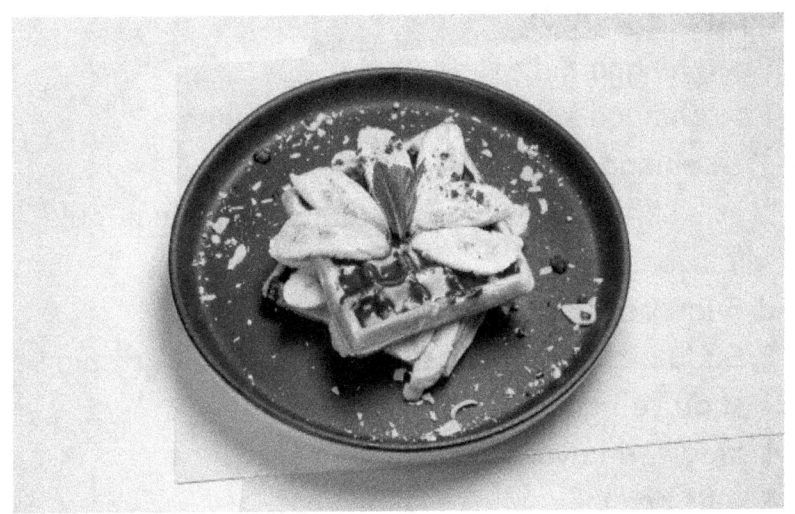

Membuat: 4

BAHAN-BAHAN:
- 1 c sehingga millet
- 1 c sehingga soba yang belum digoreng
- ¼ c sehingga biji rami
- ¼ c sehingga serpihan kelapa tanpa gula yang dicincang
- 2 Sudu besar molase atau agave
- 2 Sudu besar minyak kelapa yang tidak ditapis
- ½ sudu teh garam
- 1 sudu teh kayu manis tanah
- 1 kulit oren
- ¼ c sehingga biji bunga matahari
- Sirap coklat

ARAHAN:
a) Letakkan bijirin, soba, dan rami dalam hidangan dan tambah air; biarkan semalaman dan kemudian toskan.
b) Letakkan bijirin dalam pengisar dengan air yang mencukupi untuk menutup bijirin.
c) Satukan bahan-bahan yang tinggal, tidak termasuk biji bunga matahari.
d) Kisar untuk membuat adunan yang pekat.
e) Letakkan sedikit adunan dalam pembuat wafel panas.
f) Taburkan adunan dengan biji bunga matahari, dan bakar mengikut arahan pengilang.
g) Hidangkan dengan atau tanpa topping kegemaran anda.

4. Tauhu dan Kale berebut-rebut

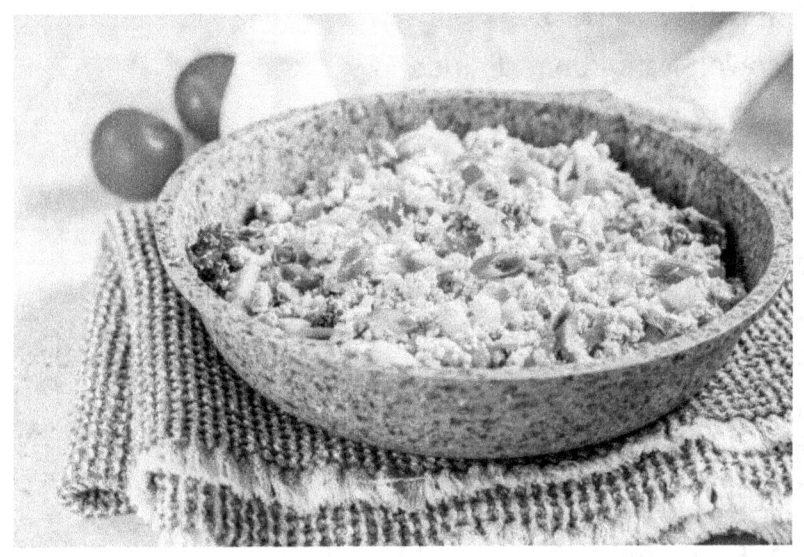

Membuat: 2

BAHAN-BAHAN:
- 2 cawan kangkung, dicincang
- 2 sudu besar minyak zaitun
- 8 auns tauhu lebih pejal, toskan dan hancur
- $\frac{1}{4}$ bawang merah, dihiris nipis
- $\frac{1}{2}$ lada merah, dihiris nipis

SOS
- air
- $\frac{1}{4}$ sudu besar kunyit
- $\frac{1}{2}$ sudu besar garam laut
- $\frac{1}{2}$ sudu besar jintan halus
- $\frac{1}{2}$ sudu besar serbuk bawang putih
- $\frac{1}{4}$ sudu besar serbuk cili

UNTUK DIHIDANGKAN
- Kentang sarapan pagi, atau roti bakar
- Salsa
- ketumbar
- Sos panas

ARAHAN:
SOS
a) Satukan rempah kering dalam hidangan dengan air yang mencukupi untuk membuat sos yang boleh dituang. Letak tepi.
b) Panaskan minyak zaitun dalam kuali dan tumis bawang besar dan lada merah.

c) Masukkan sayur-sayuran dan perasakan dengan sedikit garam dan lada sulah.
d) Masak selama 5 minit, atau sehingga lembut.
e) Masukkan kangkung dan tutup selama 2 minit untuk mengukus.
f) Pindahkan sayur-sayuran ke satu sisi kuali dan masukkan tauhu.
g) Selepas 2 minit, masukkan sos, dan kacau dengan cepat untuk mengedarkan sos secara sekata.
h) Masak selama 6 minit tambahan, atau sehingga tauhu berwarna perang sedikit.
i) Hidangkan bersama kentang atau roti sarapan pagi.

5. Buah-buahan dan Oat Protein Quinoa

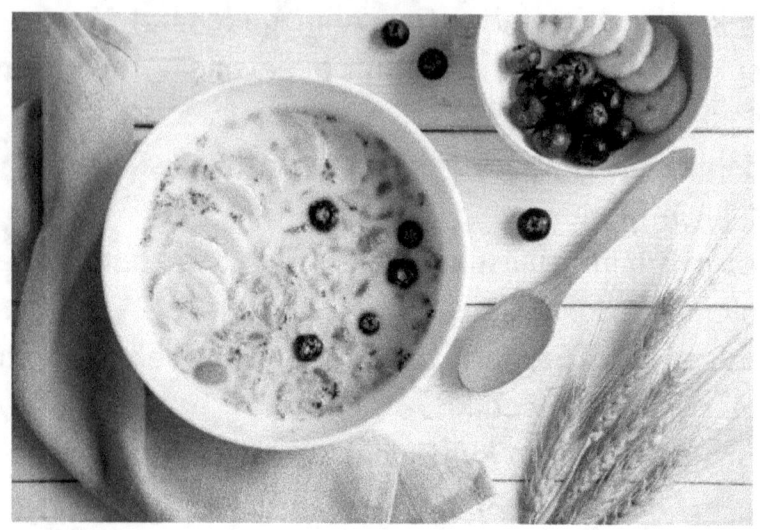

Membuat: 1

BAHAN-BAHAN:
- ¼ cawan oat gulung bebas gluten mengelupas
- ¼ cawan quinoa masak
- 2 sudu besar serbuk protein vegan vanila asli
- 1 sudu besar biji rami yang dikisar
- 1 Sudu besar kayu manis
- ¼ pisang, tumbuk
- Beberapa titis cecair stevia
- ¼ cawan raspberi
- ¼ cawan beri biru
- ¼ cawan pic potong dadu
- ¾ cawan susu badam tanpa gula

Topping:
- kelapa bakar
- mentega badam
- badam
- buah-buahan kering
- buah-buahan segar

ARAHAN:
a) Satukan oat, quinoa, serbuk protein, rami tanah, dan kayu manis, dan kacau hingga sebati
b) Masukkan pisang lecek, stevia, beri dan pic.
c) Masukkan susu badam dan satukan bahan.
d) Simpan di dalam peti sejuk semalaman.
e) Hidangkan sejuk!

6. bijirin epal

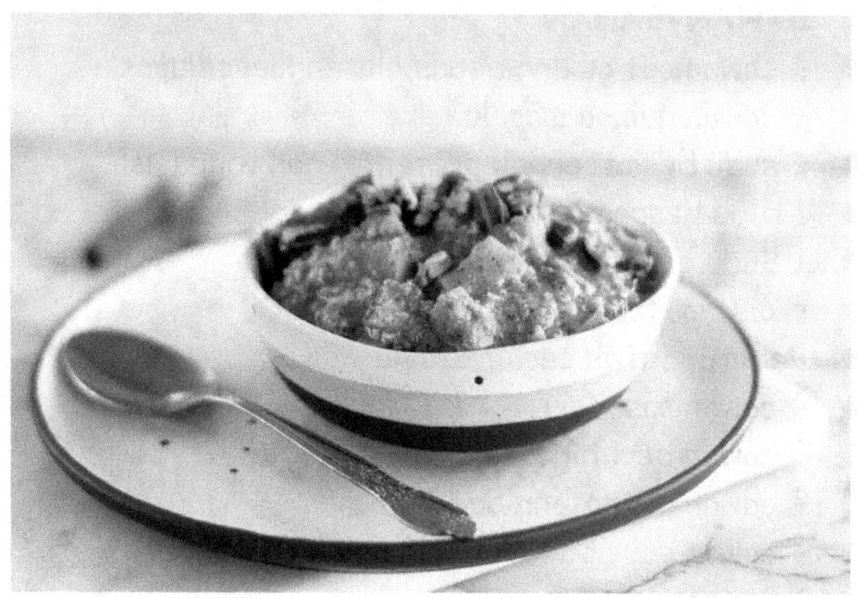

Membuat: 1 hidangan

BAHAN-BAHAN:
- 1 epal
- 1 buah pir
- 2 batang saderi
- 1 sudu besar air
- Secubit kayu manis

ARAHAN:
a) Potong epal, pir, dan saderi menjadi kepingan dan masukkannya ke dalam pengisar.
b) Kisar buah-buahan dan sayur-sayuran dengan air hingga sebati.
c) Hiaskan dengan kayu manis jika suka.

7. Paratha Sumbat Bunga Kobis

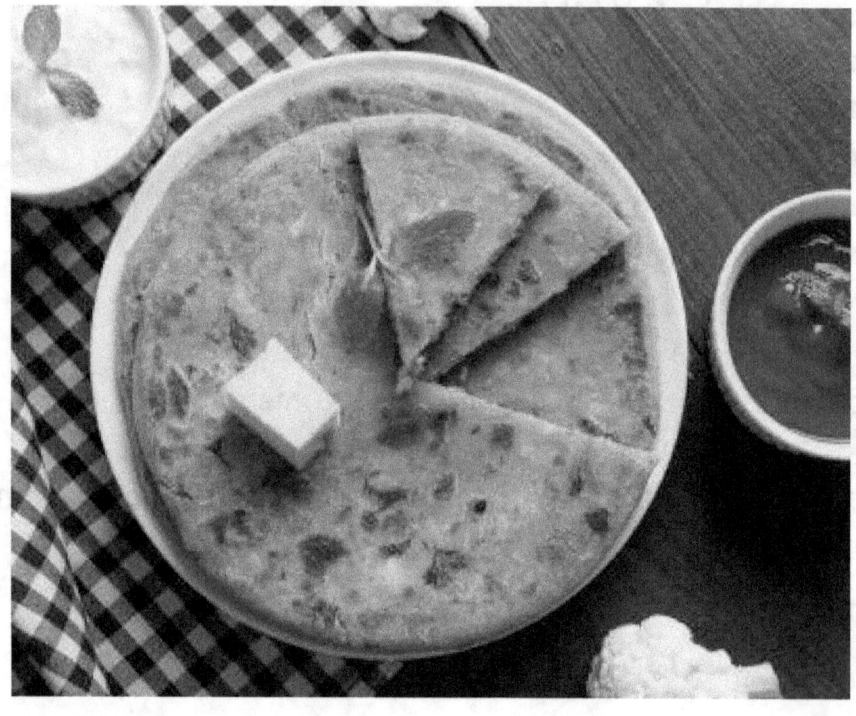

Membuat: 12

BAHAN-BAHAN:
- 2 cawan bunga kobis parut
- 1 sudu teh garam laut kasar
- ½ sudu teh garam masala
- ½ sudu teh serbuk kunyit
- 1 kelompok Doh Roti bebas gluten

ARAHAN:
a) Dalam mangkuk yang dalam, campurkan kembang kol, garam, garam masala, dan kunyit.
b) Ambil bahagian sebesar bola golf daripada doh roti dan gulung di antara tapak tangan anda.
c) Ratakan di tapak tangan dan gulung di atas papan.
d) Letakkan satu sudu isi bunga kobis di tengah-tengah doh.
e) Lipat semua sisi supaya bertemu di tengah.
f) Taburkan segi empat sama dalam tepung bebas gluten.
g) Canai sekali lagi hingga nipis dan bulat.
h) Panaskan kuali, kemudian masukkan parathas dan masak selama 30 saat, atau sehingga pejal.
i) Balikkan dan masak selama 30 saat.
j) Minyak, dan masak sehingga kedua-dua belah keperangan sedikit.

8. Paratha Sumbat Bayam

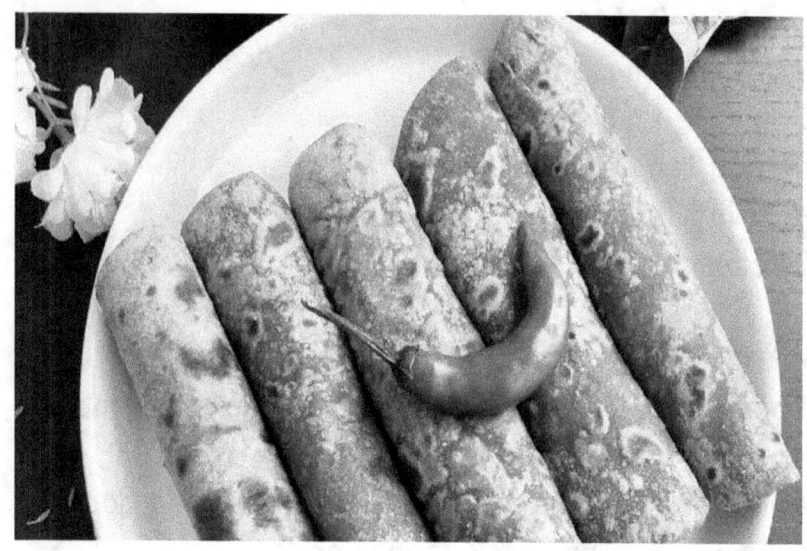

Membuat: 20-24

BAHAN-BAHAN:
- 1 cawan air
- 3 cawan tepung paratha tanpa gluten
- 2 cawan bayam segar, dipotong dan dicincang halus
- 1 sudu teh garam laut kasar

ARAHAN:
a) Dalam pemproses makanan, campurkan tepung bebas gluten dan bayam.
b) Masukkan air dan garam, dan gaul sehingga doh menjadi likat.
c) Uli selama beberapa minit pada permukaan, sehingga ia licin.
d) Ambil sekeping doh sebesar bola golf dan canai di antara tapak tangan.
e) Gulungkannya di atas permukaan selepas menekannya di antara tapak tangan anda untuk meratakannya.
f) Masak dalam kuali yang berat selama 30 saat sebelum dibalikkan.
g) Masukkan minyak, dan masak sehingga semua bahagian benar-benar perang.

9. Menyembuhkan Gandum Retak dengan Gajus

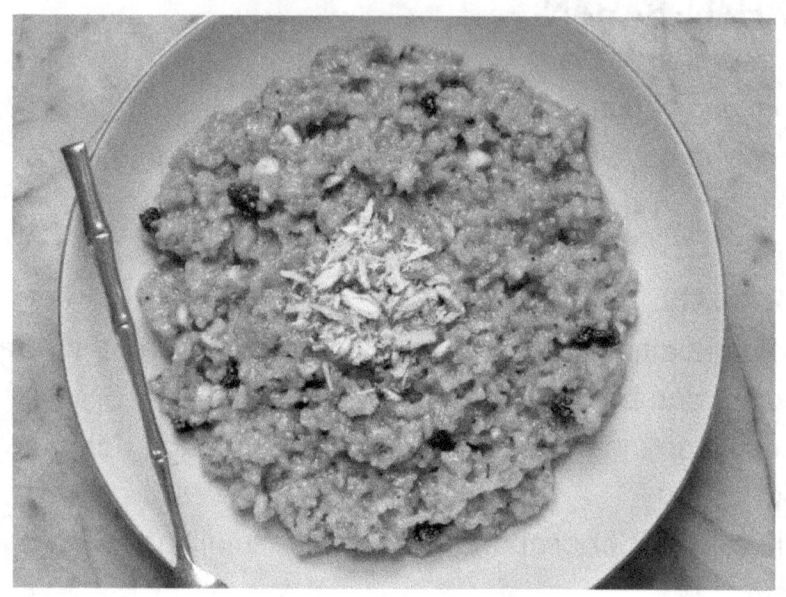

Membuat: 3 Hidangan

BAHAN-BAHAN:
- Jus 1 lemon
- 1 cawan gandum retak
- ½ bawang kuning atau merah, dikupas dan dipotong dadu
- 1 sudu teh garam laut kasar
- 2 cawan air mendidih
- 1 lobak merah, dikupas dan dipotong dadu
- 1 sudu besar minyak
- 1 cili Thai, serrano, atau cayenne,
- ¼ cawan gajus mentah, panggang kering
- 1 sudu kecil biji sawi hitam
- 4 helai daun kari, dihiris kasar
- ½ cawan kacang, segar atau beku

ARAHAN:
a) Panggang kering gandum retak selama 7 minit, atau sehingga perang.
b) Panaskan minyak dalam periuk besar dan berat.
c) Masukkan biji sawi dan masak selama 30 saat, atau sehingga ia mendesis.
d) Tumis daun kari, bawang besar, lobak merah, kacang pea, dan cili selama 3 minit.
e) Masukkan gandum retak, gajus, dan garam, dan kacau dengan teliti.
f) Kepada adunan, masukkan air mendidih.

g) Reneh tanpa penutup sehingga cecair diserap sepenuhnya.
h) Pada akhir masa memasak, tambah jus lemon.
i) Ketepikan selama 15 minit untuk membenarkan rasa sebati.

10. Split Gram & Lentil Crêpes

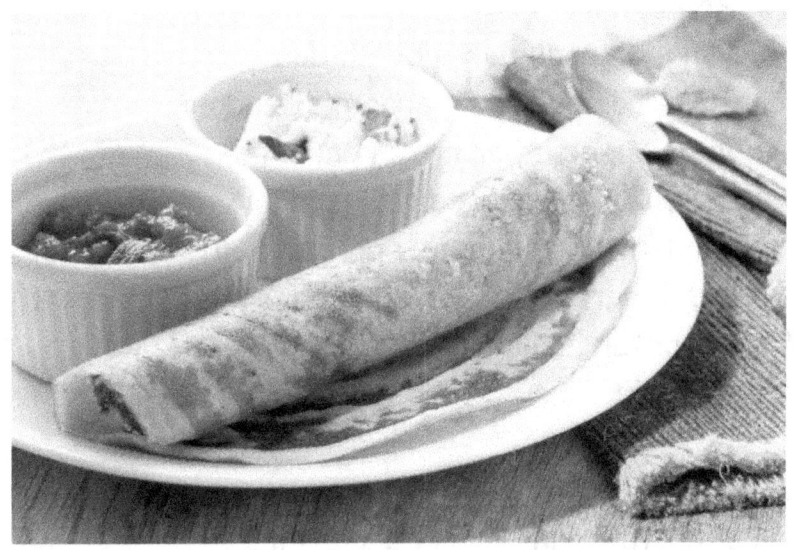

Membuat: 3

BAHAN-BAHAN:
- ½ bawang, dikupas dan dibelah dua
- 1 cawan beras basmati perang, direndam
- 2 sudu besar belah gram, direndam
- ½ sudu teh biji fenugreek, direndam
- ¼ cawan lentil hitam penuh dengan kulit, direndam
- 1 sudu teh garam laut kasar, dibahagikan
- Minyak, untuk menggoreng
- 1½ cawan air

ARAHAN:
a) Tumbuk lentil dan beras dengan air.
b) Biarkan adunan ditapai selama 6 hingga 7 jam di tempat yang sedikit hangat.
c) Panaskan griddle dengan api sederhana.
d) Sapukan 1 sudu kecil minyak dalam kuali.
e) Setelah kuali panas, masukkan garpu ke bahagian bawang yang belum dipotong dan dibulatkan.
f) Gosok separuh bahagian bawang ke depan dan ke belakang merentasi kuali sambil memegang pemegang garpu.
g) Simpan mangkuk kecil minyak di sisi dengan sudu untuk kegunaan kemudian.
h) Sendukkan adunan ke tengah-tengah kuali yang panas dan telah dipanaskan.
i) Buat gerakan perlahan mengikut arah jam dengan bahagian belakang senduk anda dari tengah ke tepi luar kuali sehingga adunan menjadi nipis dan seperti crêpe.

j) Tuangkan aliran minyak nipis ke dalam bulatan di sekeliling adunan dengan sudu.
k) Masak dosa sehingga ia sedikit keperangan.
l) Balikkan dan masak bahagian lain juga.
m) Hidangkan dengan jeera berempah atau kentang limau, chutney kelapa, dan sambhar.

11. Healing Chickpea Flour Crêpes

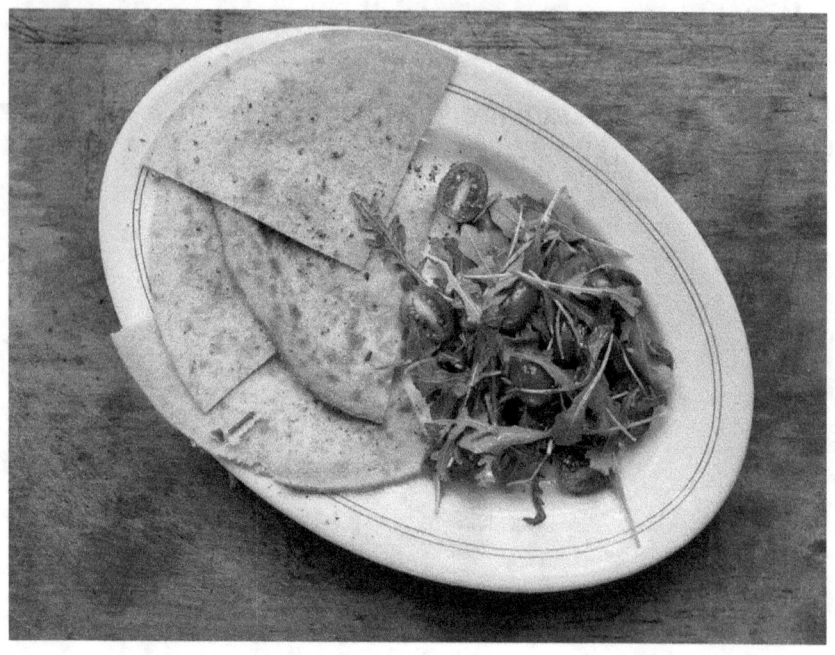

Membuat: 8

BAHAN-BAHAN:
- ½ sudu teh ketumbar kisar
- ½ sudu teh serbuk kunyit
- 2 cili Thai, serrano, atau cayenne hijau, dicincang
- ¼ cawan daun fenugreek kering
- 2 cawan tepung gram
- 1 sudu teh serbuk cili merah atau cayenne
- Minyak, untuk menggoreng
- 1 keping akar halia, dikupas dan diparut atau dikisar
- ½ cawan ketumbar segar, dicincang
- 1 sudu teh garam laut kasar
- 1½ cawan air
- 1 biji bawang, dikupas dan dikisar

ARAHAN:
a) Dalam mangkuk adunan besar, satukan tepung gram dan air sehingga rata. Mengetepikan.
b) Campurkan bahan yang tinggal, kecuali minyak.
c) Panaskan griddle dengan api sederhana.
d) Sapukan ½ sudu teh minyak ke atas griddle.
e) Tuang adunan ke tengah loyang.
f) Ratakan adunan dalam gerakan bulat, mengikut arah jam dari tengah ke luar kuali dengan bahagian belakang senduk untuk membuat lempeng nipis dan bulat.
g) Masak poora selama kira-kira 2 minit pada satu sisi, kemudian balikkan untuk masak di sebelah yang lain.

h) Dengan spatula, tekan ke bawah untuk memastikan bahagian tengahnya juga masak.
i) Hidangkan dengan pudina atau pic chutney di sebelah.

12. Krim Nasi Krêpes

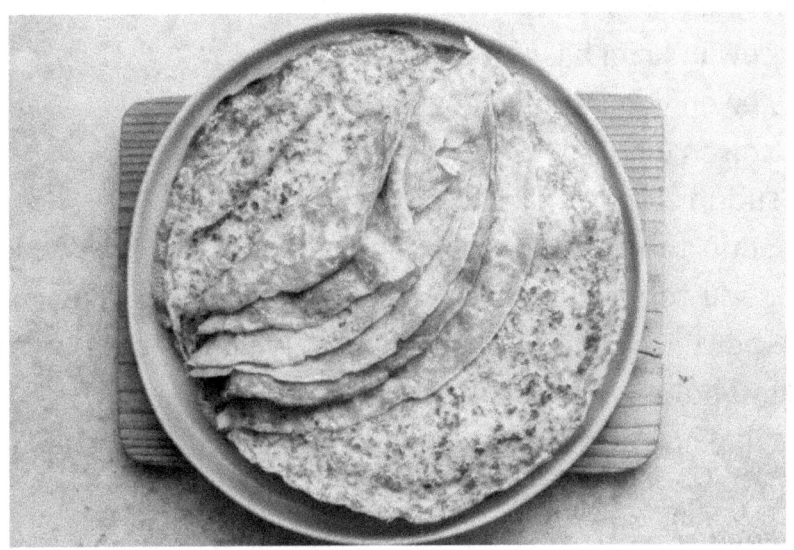

Membuat: 6 Hidangan

BAHAN-BAHAN:
- 3 cawan krim nasi
- 2 cawan yogurt soya kosong tanpa gula
- 3 cawan air
- 1 sudu teh garam laut kasar
- ½ sudu teh lada hitam tanah
- ½ sudu teh serbuk cili merah atau cayenne
- ½ bawang kuning atau merah, dikupas dan dipotong dadu halus
- 1 cili Thai, serrano, atau cayenne hijau, dicincang
- Minyak, untuk menggoreng kuali, ketepikan dalam pinggan
- ½ bawang, dikupas dan dibelah dua

ARAHAN:
a) Satukan krim nasi, yogurt, air, garam, lada hitam, dan serbuk cili merah dalam mangkuk adunan besar dan ketepikan selama 30 minit untuk ditapai sedikit.
b) Masukkan bawang besar dan cili dan kacau perlahan-lahan.
c) Panaskan griddle dengan api sederhana.
d) Dalam kuali, panaskan 1 sudu teh minyak.
e) Setelah kuali panas, masukkan garpu ke bahagian bawang yang belum dipotong dan dibulatkan.
f) Gosok separuh bahagian bawang ke belakang dan ke belakang di atas kuali anda.
g) Simpan bawang dengan garpu yang dimasukkan berguna untuk digunakan di antara dos.

h) Tuangkan adunan secukupnya ke tengah kuali panas anda yang telah disediakan.
i) Buat gerakan perlahan mengikut arah jam dengan bahagian belakang senduk anda dari tengah ke tepi luar kuali sehingga adunan menjadi nipis dan seperti crêpe.
j) Tuangkan aliran minyak nipis ke dalam bulatan di sekeliling adunan dengan sudu.
k) Masak dosa sehingga ia berwarna perang sedikit dan mula menarik diri dari kuali.
l) Masak sebelah lagi.

13. Masala Tofu Scramble

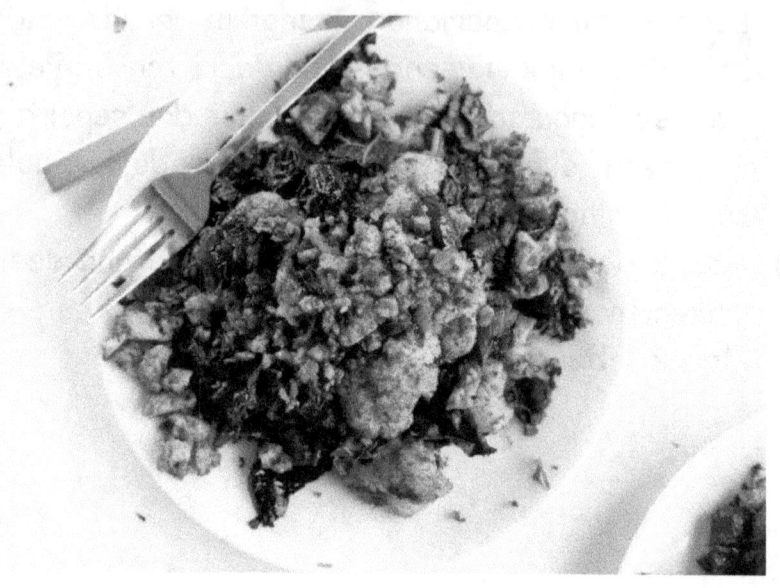

Membuat: 2 Hidangan

BAHAN-BAHAN:
- Pakej 14-auns tauhu organik yang lebih pejal, hancur
- 1 sudu besar minyak
- 1 sudu kecil biji jintan manis
- ½ bawang, dikupas dan dikisar
- 1 keping akar halia, kupas dan parut
- 1 cili Thai, serrano, atau cayenne hijau, dicincang
- ½ sudu teh serbuk kunyit
- ½ sudu teh serbuk cili merah atau cayenne
- ½ sudu teh garam laut kasar
- ½ sudu teh garam hitam
- ¼ cawan ketumbar segar, dicincang

ARAHAN:
a) Panaskan minyak dalam kuali yang berat dan rata dengan api sederhana.
b) Masukkan jintan manis dan masak selama 30 saat, atau sehingga biji mendesis.
c) Masukkan bawang besar, akar halia, cili, dan kunyit.
d) Masak dan perang selama 2 minit, kacau selalu.
e) Campurkan tauhu hingga sebati.
f) Perasakan dengan serbuk cili merah, garam laut, garam hitam dan ketumbar.
g) Satukan sebati.
h) Hidangkan bersama roti bakar atau dibalut dengan roti panas atau paratha.

14. Pancake Biji Karom

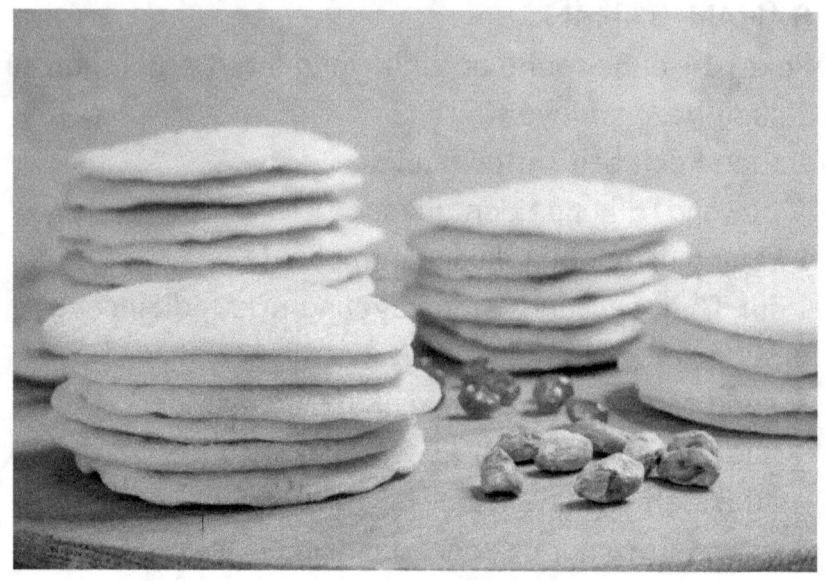

Membuat: 4

BAHAN-BAHAN:
- 1 cawan tepung tanpa gluten
- 2 sudu besar minyak sayuran
- 1 cawan yogurt soya
- $\frac{1}{4}$ bawang merah, dikupas dan dicincang halus
- Garam, secukup rasa
- Air pada suhu bilik, mengikut keperluan
- $\frac{1}{4}$ sudu teh serbuk penaik
- $\frac{1}{4}$ sudu teh biji karom
- 1 lada benggala merah, dibiji dan dicincang halus
- $\frac{1}{2}$ tomato, dibiji dan dicincang halus

ARAHAN:
a) Satukan tepung, yogurt soya, dan garam; gaul sebati.
b) Masukkan air secukupnya untuk mencapai konsistensi adunan pancake.
c) Masukkan serbuk penaik. Mengetepikan.
d) Satukan biji karom, bawang besar, lada benggala dan tomato dalam mangkuk adunan.
e) Panaskan griddle dengan beberapa titik minyak.
f) Letakkan $\frac{1}{4}$ cawan adunan di tengah-tengah griddle.
g) Sementara pancake masih lembap, masukkan topping anda.
h) Titiskan beberapa titis minyak ke atas tepi.
i) Balikkan pancake dan masak selama 2 minit lagi.
j) Hidangkan panas.

15. Penyembuhan Apricot & Basil Smoothie

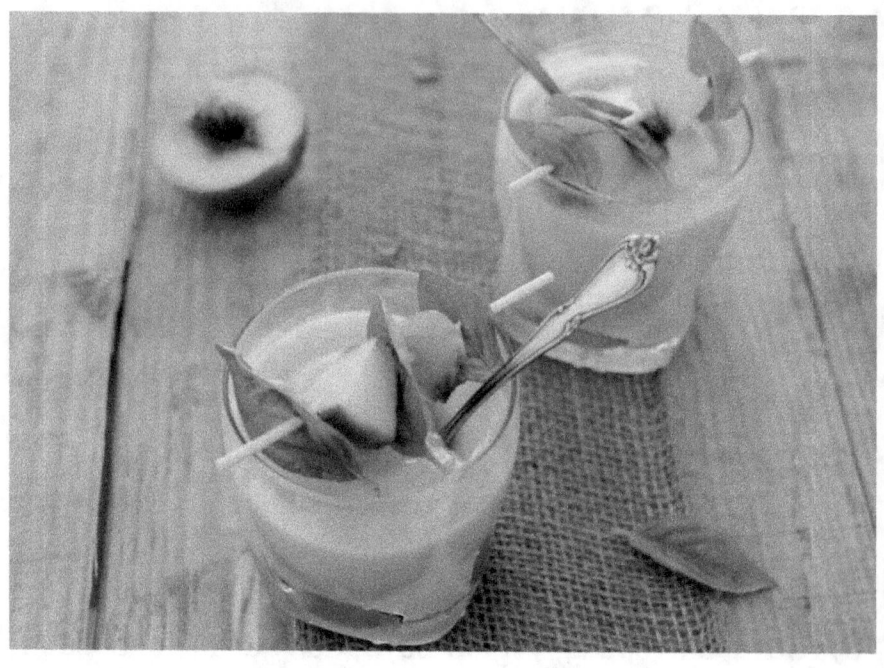

Membuat: 1 smoothie

BAHAN-BAHAN
- 4 biji aprikot segar
- beberapa helai daun selasih segar
- $\frac{1}{2}$ cawan ceri
- 1 cawan air

ARAHAN

a) Kisar semua bahan dalam pengisar.
b) Nikmati.

16. Lempeng Jaggery

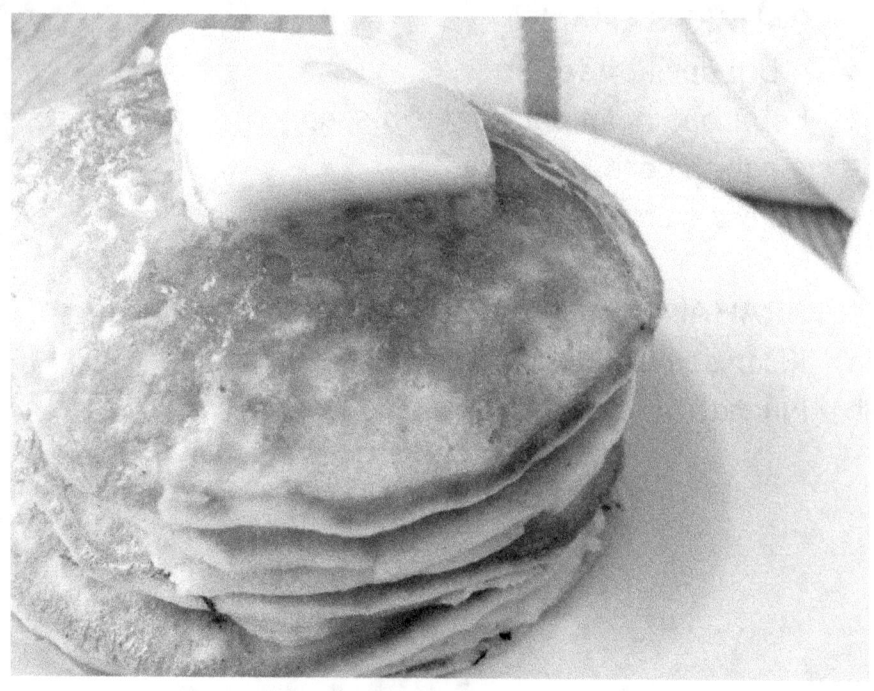

Membuat: 8 pancake

BAHAN-BAHAN:
- 1 cawan tepung tanpa gluten
- ½ cawan gula pasir
- ½ sudu teh biji adas
- 1 cawan air

ARAHAN:
a) Satukan semua bahan dalam mangkuk adunan besar dan ketepikan sekurang-kurangnya 15 minit.
b) Pada api sederhana, panaskan griddle atau kuali yang telah disapu sedikit minyak.
c) Tuang atau cedok adunan ke atas griddle.
d) Ratakan sedikit adunan dengan bahagian belakang senduk mengikut arah jam dari tengah tanpa menipiskannya terlalu banyak.
e) Coklat di kedua-dua belah dan hidangkan segera.

17. Bubur kenari

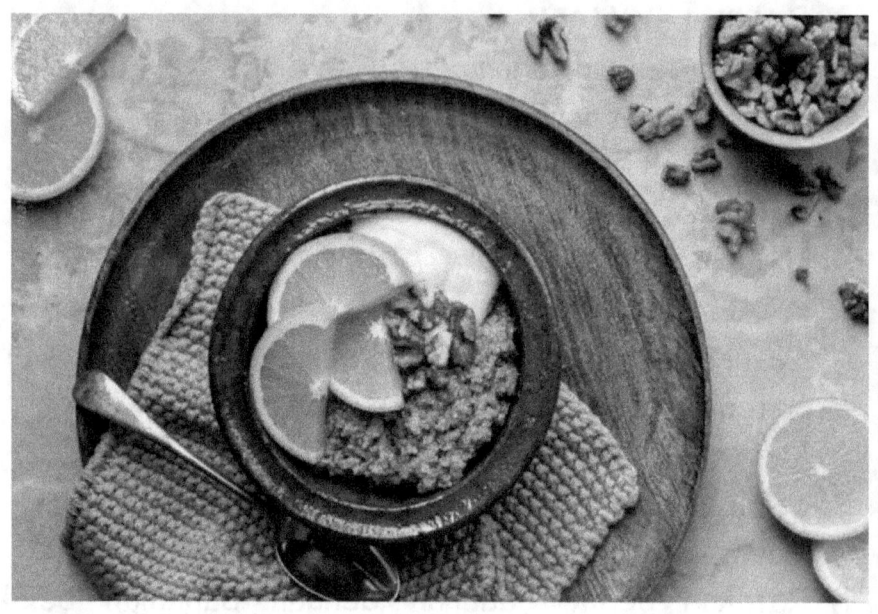

Membuat: 5

BAHAN-BAHAN:
- ½ cawan pecan
- ½ cawan badam
- ¼ cawan biji bunga matahari
- ¼ cawan biji chia
- ¼ cawan serpihan kelapa tanpa gula
- 4 cawan tanpa gula susu badam
- ½ sudu teh serbuk kayu manis
- ¼ sudu teh serbuk halia
- 1 sudu teh serbuk stevia
- 1 sudu besar mentega badam

ARAHAN:
a) Kisar pecan, badam dan biji bunga matahari dalam pemproses makanan .
b) Dalam kuali, masukkan campuran kacang, biji chia, serpihan kelapa, susu badam, rempah ratus dan stevia dan masak sehingga mendidih ; reneh selama 20 minit.
c) Hidangkan dengan sebiji mentega badam .

18. Kayu manis quinoa dengan pic

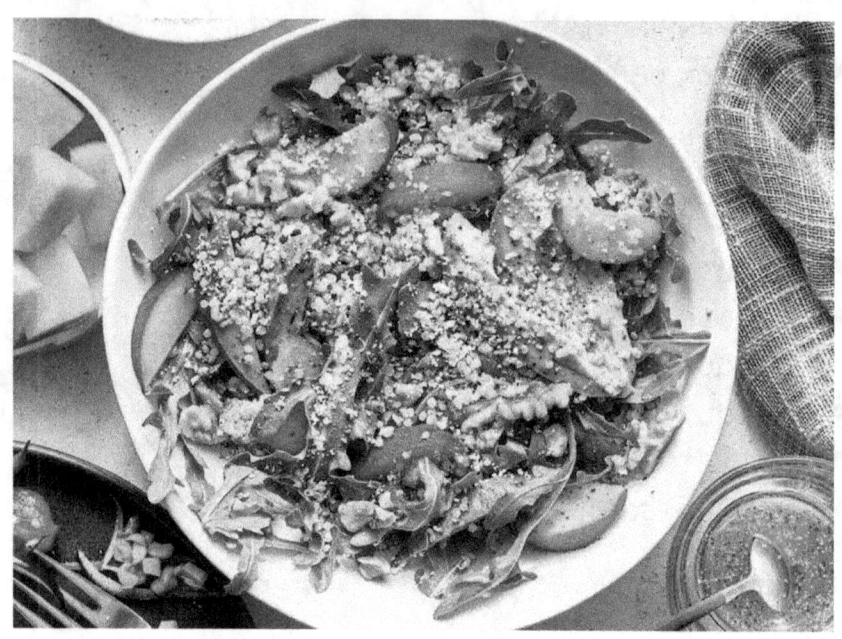

Membuat: 6

BAHAN-BAHAN:
- Semburan masakan
- 2 ½ cawan air
- ½ sudu teh kayu manis tanah
- 1½ cawan separuh setengah tanpa lemak
- 1 cawan quinoa belum masak, bilas, toskan
- ¼ cawan gula
- 1½ sudu teh ekstrak vanila
- 2 cawan hirisan pic beku tanpa gula
- ¼ cawan pecan cincang, panggang kering

ARAHAN:
a) Coat periuk perlahan dengan semburan masak.
b) Isikan air dan masak quinoa dan kayu manis selama 2 jam dengan api perlahan.
c) Dalam mangkuk yang berasingan, pukul bersama setengah setengah, gula, dan esen vanila.
d) Sendukkan quinoa ke dalam mangkuk.
e) Masukkan pic di atas diikuti dengan adunan separuh setengah dan pic.

19. Bubur quinoa

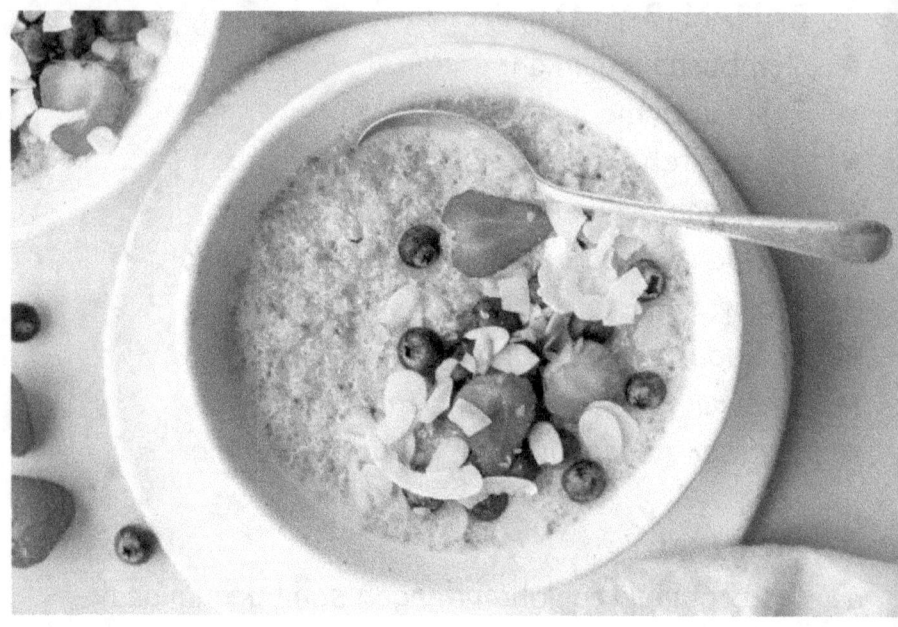

Membuat: 1

BAHAN-BAHAN:
- 2 cawan air
- ½ sudu teh ekstrak vanila organik
- ½ cawan santan
- 1 cawan quinoa merah yang belum dimasak, bilas dan toskan
- ¼ sudu teh kulit limau segar, parut halus
- 10-12 titis cecair stevia
- 1 sudu teh kayu manis tanah
- ½ sudu teh halia kisar
- ½ sudu teh pala tanah
- Secubit bunga cengkih yang dikisar
- 2 sudu besar badam, dicincang

ARAHAN:
a) Campurkan quinoa, air, dan ekstrak vanila dalam kuali dan biarkan mendidih.
b) Kecilkan kepada api perlahan dan reneh selama lebih kurang 15 minit .
c) Masukkan santan, kulit limau, stevia, dan rempah ke dalam kuali dengan quinoa dan kacau.
d) Keluarkan quinoa dari api dan gebu dengan garpu segera.
e) Bahagikan campuran quinoa sama rata di antara mangkuk hidangan.
f) Hidangkan dengan hiasan badam cincang.

20. Teh Penyembuh

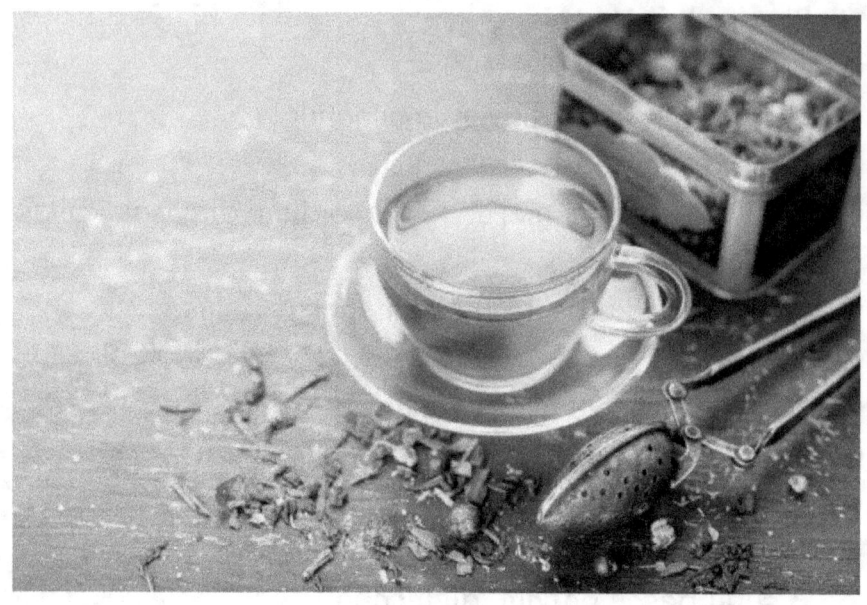

Membuat: 2 Hidangan

BAHAN-BAHAN:
- 10 auns air
- 3 ulas keseluruhan
- 4 biji buah pelaga hijau keseluruhan, retak
- 4 biji lada hitam keseluruhan
- $\frac{1}{2}$ batang kayu manis
- $\frac{1}{4}$ sudu teh teh hitam
- $\frac{1}{2}$ cawan susu soya
- 2 keping akar halia segar

ARAHAN:
a) Didihkan air, kemudian masukkan rempah.
b) Tutup dan masak selama 20 minit sebelum menambah teh hitam.
c) Selepas beberapa minit, masukkan susu soya dan biarkan ia mendidih semula.
d) Tapis, dan maniskan dengan madu.

21. Air Articok

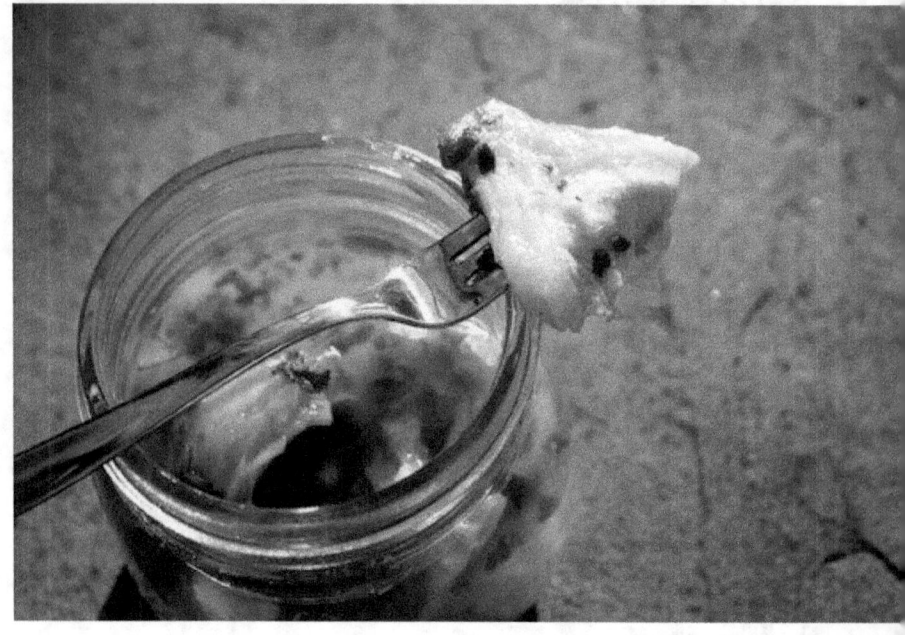

Membuat: 2 Hidangan

BAHAN-BAHAN:
- 2 articok, batang dipotong dan dipotong

ARAHAN:
a) Didihkan periuk besar air.
b) Masukkan articok, dan biarkan mendidih selama 30 minit.
c) Keluarkan articok dan ketepikan untuk kemudian.
d) Biarkan air sejuk sebelum minum secawan.

22. Badam Emas dan Susu Kunyit

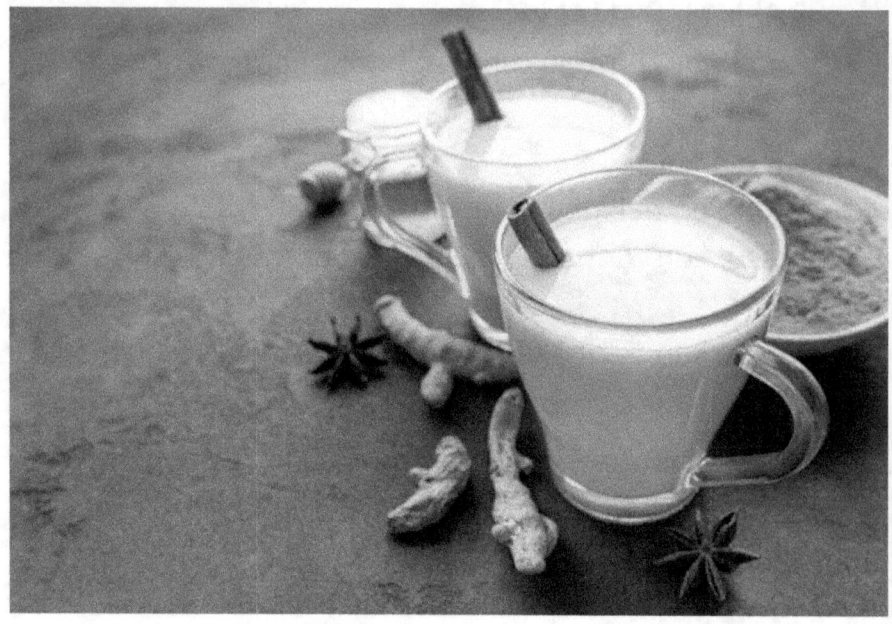

Membuat: 2 Hidangan

BAHAN-BAHAN:
- $\frac{1}{8}$ sudu teh kunyit
- $\frac{1}{4}$ cawan air
- 8 auns susu badam
- 2 sudu besar minyak badam mentah
- Madu secukup rasa

ARAHAN:
a) Rebus kunyit dalam air selama 8 minit.
b) Didihkan susu badam dan minyak badam.
c) Keluarkan dari api sebaik sahaja ia mula mendidih.
d) Campurkan kedua-dua adunan.
e) Maniskan dengan madu.

SELERA MAKAN DAN SNEK

23. Gigitan Bendi dan Timun

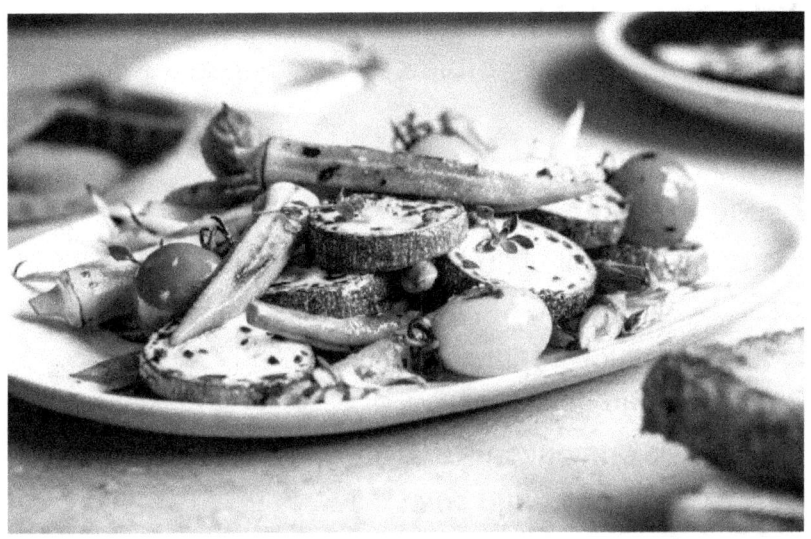

Membuat: 4

BAHAN-BAHAN:
- 1½ paun, okra, dibilas, bertangkai, dan dihiris memanjang
- 1 timun, dihiris
- 1 sudu kecil serbuk cili merah
- ½ sudu teh Campuran Rempah Suam
- 1 sudu kecil serbuk mangga kering
- 3 ½ sudu besar tepung chickpea
- 2 cawan minyak sayuran
- 1 sudu teh Campuran Rempah Chaat
- Garam meja, secukup rasa

ARAHAN:
a) Satukan serbuk cili merah, campuran rempah, dan serbuk mangga kering dalam mangkuk.
b) Taburkan bendi dengan adunan ini.
c) Sapukan tepung kacang ayam di atas bendi.
d) Toskan dengan teliti untuk menyalut setiap bahagian dengan ringan dan rata.
e) Panaskan minyak sayuran dalam kuali yang dalam hingga 370° sehingga berasap.
f) Masukkan bendi dalam kelompok dan goreng selama 4 minit, atau sehingga perang.
g) Keluarkan dengan sudu berlubang dan toskan pada tuala kertas
h) Taburkan bendi dan timun dengan campuran rempah.
i) Gaulkan semuanya dan perasakan dengan garam.

24. Kentang Manis dengan Tamarind

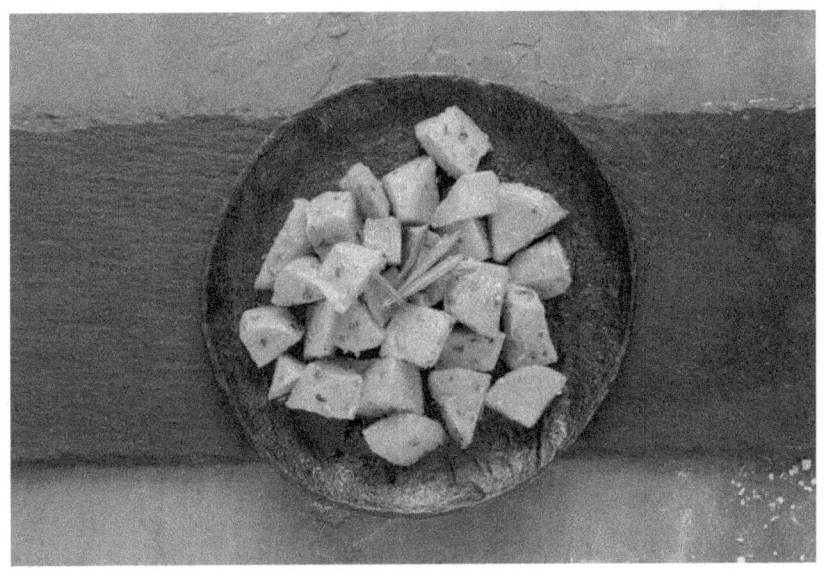

Membuat: 4

BAHAN-BAHAN:
- 1 sudu besar jus lemon segar
- 4 biji ubi, dikupas dan dipotong dadu
- $\frac{1}{4}$ sudu teh garam hitam
- $1\frac{1}{2}$ sudu besar Tamarind Chutney
- $\frac{1}{2}$ sudu teh biji jintan manis, dibakar dan ditumbuk kasar

ARAHAN:
a) Masak keledek selama 7 minit dalam air masin, sehingga garpu lembut.
b) Toskan dan ketepikan untuk sejuk.
c) Satukan semua bahan dalam mangkuk adunan dan kacau perlahan-lahan.
d) Hidangkan dalam mangkuk dengan pencungkil gigi dimasukkan ke dalam ubi keledek.

25. Bar badam

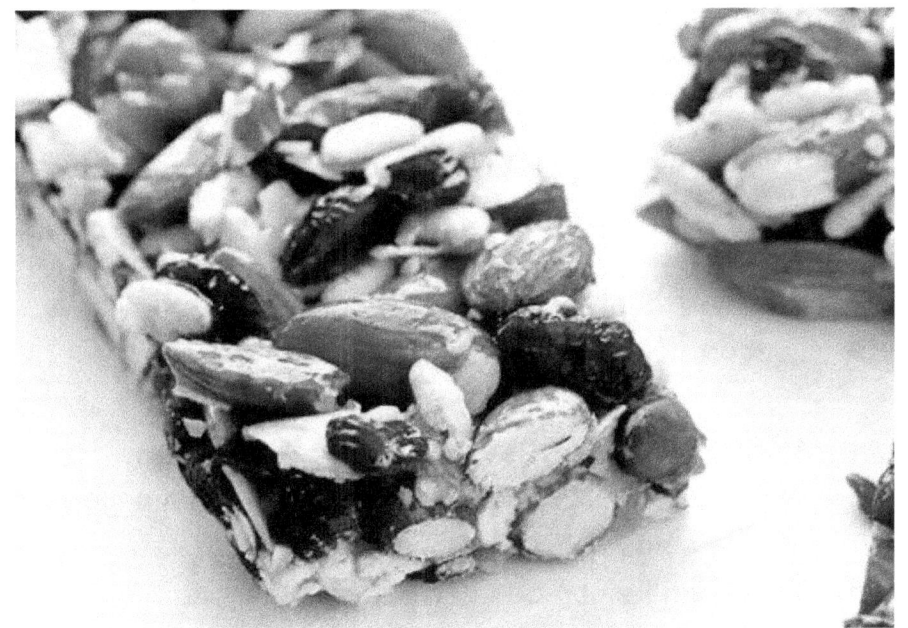

Membuat: 4 bar

BAHAN-BAHAN:
- 1½ cawan badam
- 3 tarikh
- 5 biji aprikot, direndam
- 1 sudu teh kayu manis
- ½ cawan kelapa parut
- 1 secubit buah pelaga
- 1 secubit halia

ARAHAN:
a) Dalam pemproses makanan, kisar badam hingga menjadi tepung halus.
b) Masukkan kelapa dan rempah dan gaul lagi.
c) Campurkan kurma dan aprikot sehingga sebati.
d) Potong ke dalam bar segi empat tepat.

26. Pear Sumbat Ara

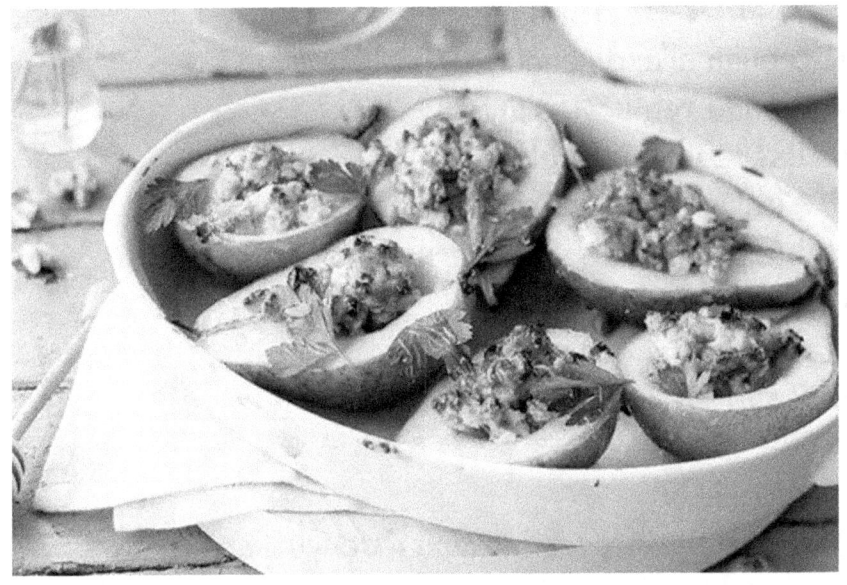

Membuat: 2 hidangan

BAHAN-BAHAN:
- 5 buah ara, direndam
- ½ sudu teh kayu manis
- 1 secubit buah pala
- ½ cawan air rendaman daripada buah ara
- 1 keping halia segar, parut
- 1 buah pir
- ¼ cawan walnut
- 2 sudu teh jus lemon

ARAHAN:
a) Dalam pemproses makanan, denyutkan walnut.
b) Masukkan buah tin dan gaul lagi.
c) Campurkan bahan yang tinggal sehingga sebati.
d) Potong pir dan ratakan adunan di atas.

27. Bebola rempah

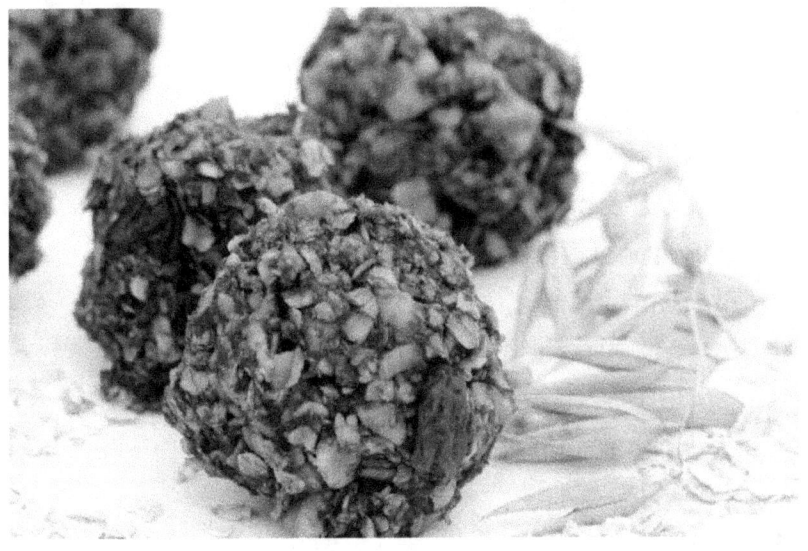

Membuat: 10-15 bola

BAHAN-BAHAN:
- 2 sudu teh bunga cengkih kisar
- 1½ cawan biji bunga matahari
- ¼ cawan minyak kelapa, cair
- 2 sudu besar kayu manis
- 1 cawan sedikit badam
- 1¾ cawan kismis, direndam
- ½ cawan biji labu
- 2 sudu teh halia kisar
- sedikit garam

ARAHAN:
a) Dalam pemproses makanan, pukul badam, biji bunga matahari dan biji labu.
b) Proses semula selepas masukkan rempah dan garam.
c) Campurkan kelapa cair hangat dan kismis sehingga sebati.
d) Perah menjadi bebola dan sejukkan.

28. Makanan ringan saderi

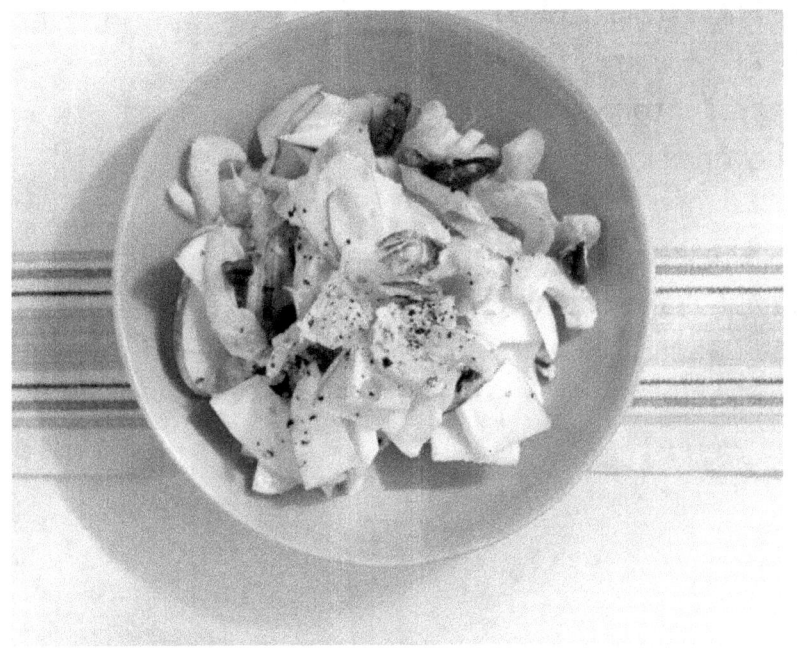

Membuat: 1 hidangan

BAHAN-BAHAN:
- ¼ cawan walnut, direndam dan dicincang
- 1 epal, potong seukuran gigitan
- 1 batang saderi, potong seukuran gigitan

ARAHAN:
a) Campurkan semua bahan.

29. Bebola Spirulina

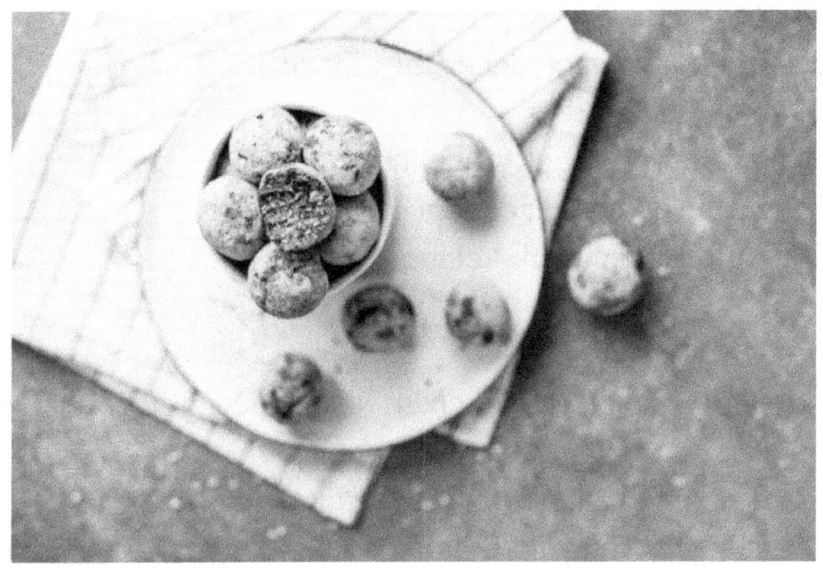

Membuat: 10-15 bola

BAHAN-BAHAN:
- parutan kulit limau dari 2 biji limau
- 3 cawan hazelnut
- 1 sudu besar serbuk spirulina
- $1\frac{1}{2}$ cawan kismis, direndam
- 2 sudu besar minyak kelapa

ARAHAN:
a) Dalam pemproses makanan, kisar kacang hazel sehingga halus.
b) Masukkan kismis dan proses sekali lagi.
c) Masukkan minyak kelapa, kulit limau, dan serbuk spirulina.
d) Gulung menjadi bebola bersaiz gigitan.

30. P , P, dan P snek

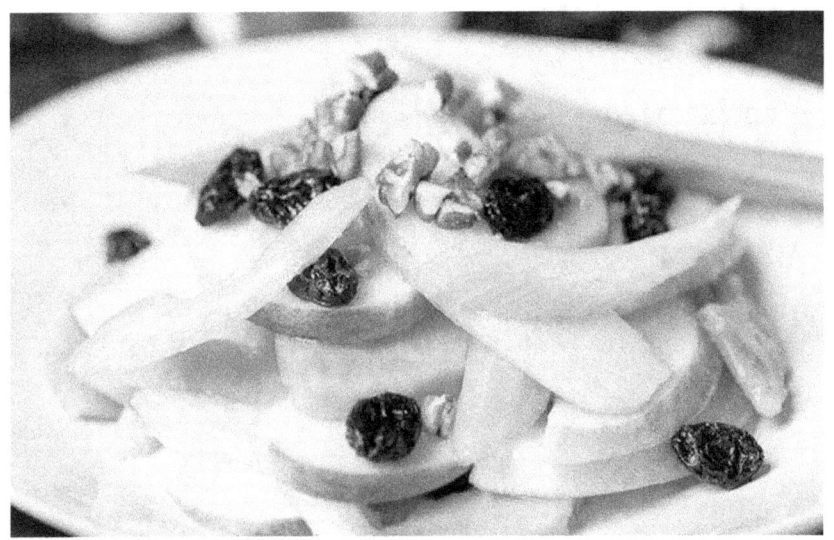

Membuat: 1 hidangan

BAHAN-BAHAN:
- $\frac{1}{4}$ betik, dicincang
- $\frac{1}{4}$ cawan pecan, dicincang
- 1 pir, dicincang

ARAHAN:
a) Masukkan semua bahan dalam mangkuk.

31. Keropok bawang

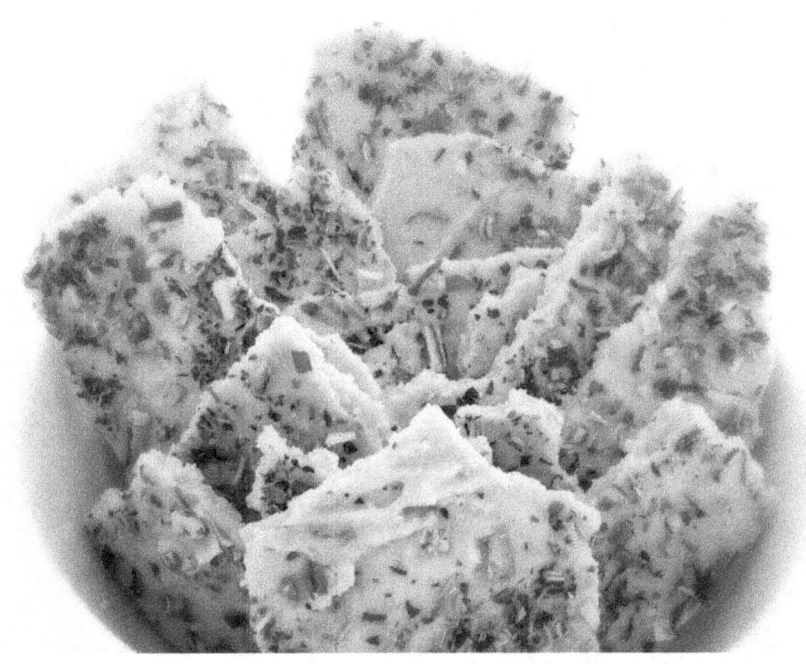

Membuat: 3 Hidangan

BAHAN-BAHAN:
- $1\frac{1}{2}$ cawan biji labu
- 1 biji bawang merah, potong dadu kecil
- $\frac{1}{2}$ cawan biji rami, direndam dalam 1 cawan air selama 4 jam

ARAHAN:
a) Dalam pemproses makanan, pukul biji labu hingga dicincang halus.
b) Campurkan rami dan bawang merah.
c) Sapukan dalam lapisan nipis dan rata di atas kertas parchment.
d) Dehidrasi selama 10 jam, terbalik selepas 5 jam.
e) Potong ketulan sebesar keropok.

32. Kembang kol kuning, salad lada

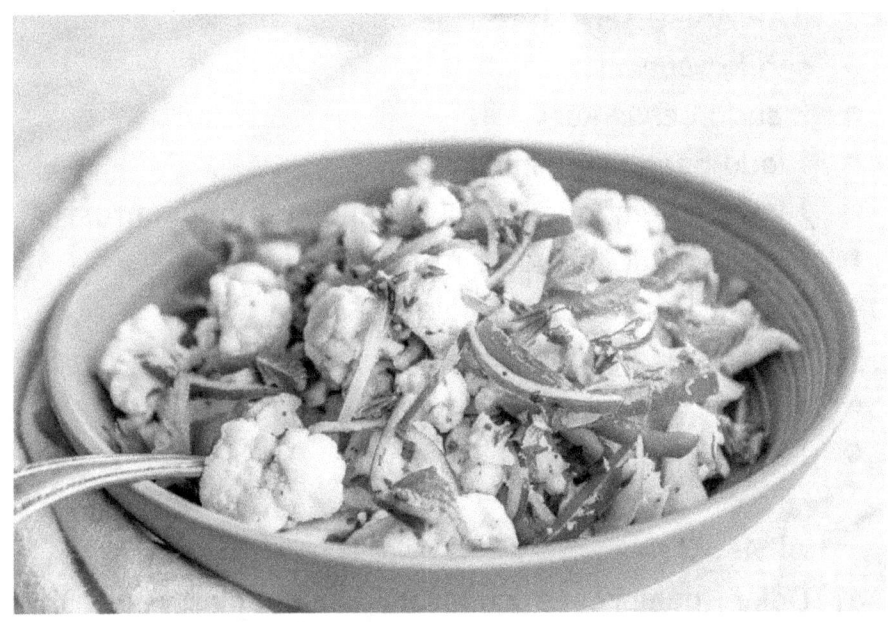

Membuat: 2 hidangan

BAHAN-BAHAN:
- sedikit garam
- 2 sudu besar kari
- 1 lada benggala kuning
- 1 kepala kembang kol, dicincang menjadi kuntum
- 1 sudu besar minyak zaitun
- 2 sudu teh jus limau nipis
- $1\frac{1}{4}$ auns pucuk kacang
- $\frac{3}{4}$ cawan biji bunga matahari
- 1 buah alpukat

ARAHAN:
a) Dalam pemproses makanan, kembangkan kuntum bunga kobis sehingga dicincang halus.
b) Masukkan jus limau nipis, garam, minyak zaitun, dan kari dan proses sehingga sebati.
c) Letakkan dalam mangkuk.
d) Potong lada menjadi kepingan dan gabungkan dengan kembang kol, pucuk kacang, dan biji bunga matahari.
e) Hidangkan bersama hirisan alpukat.

33. Popcorn Dapur Berempah

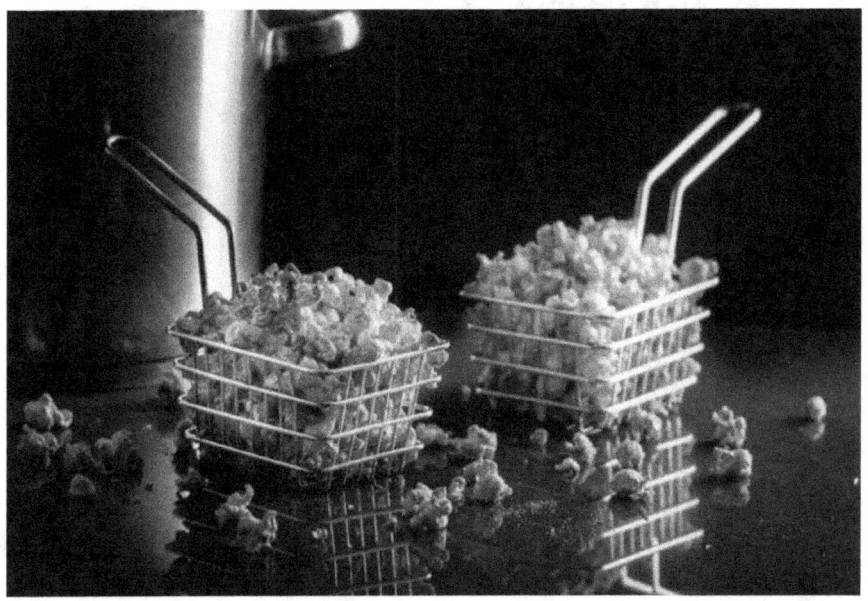

Membuat: 10 Hidangan

BAHAN-BAHAN:
- 1 sudu besar minyak
- 1 sudu teh garam masala
- ½ cawan biji popcorn yang belum dimasak
- 1 sudu teh garam laut kasar

ARAHAN:
a) Panaskan minyak dalam kuali yang dalam dan berat dengan api sederhana.
b) Masukkan biji popcorn.
c) Reneh selama 7 minit dengan penutup kuali.
d) Tutup api dan biarkan popcorn selama 3 minit dengan penutupnya.
e) Masukkan garam dan masala secukup rasa.

34. Masala Papad

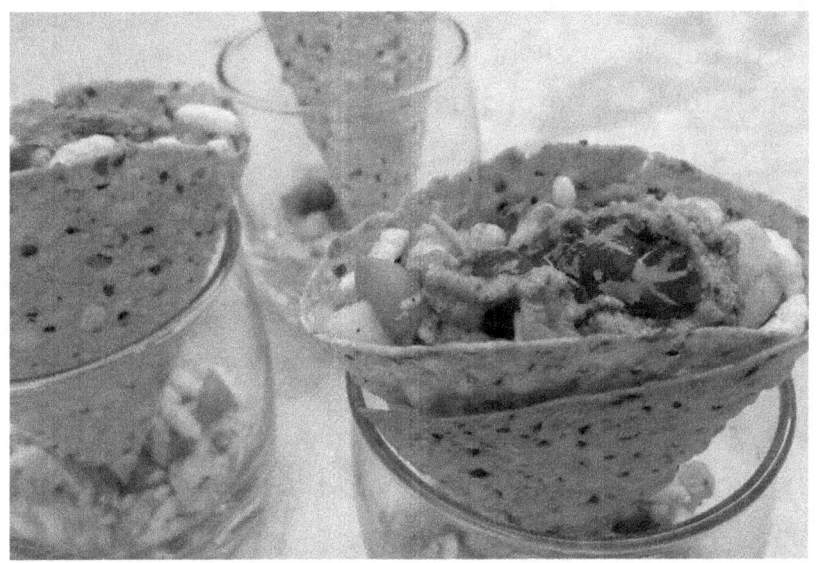

Membuat: 6-10 Wafer

BAHAN-BAHAN:
- 1 biji bawang merah, kupas dan kisar
- 2 biji tomato, potong dadu
- 1 sudu teh Chaat Masala
- 1 bungkus papad yang dibeli di kedai
- 1 cili Thai hijau, dibuang batangnya, dihiris halus
- Serbuk cili merah atau cayenne, secukup rasa
- 2 sudu besar minyak

ARAHAN:
a) Dengan menggunakan penyepit, panaskan satu papad pada satu masa di atas dapur.
b) Letakkan papad di atas dulang.
c) Sapu setiap papad dengan sedikit minyak.
d) Satukan bawang, tomato, dan cili dalam mangkuk.
e) Letakkan 2 sudu besar campuran bawang di atas setiap papad.
f) Taburkan setiap papad dengan chaat masala dan serbuk cili merah.

35. Kacang Masala Panggang

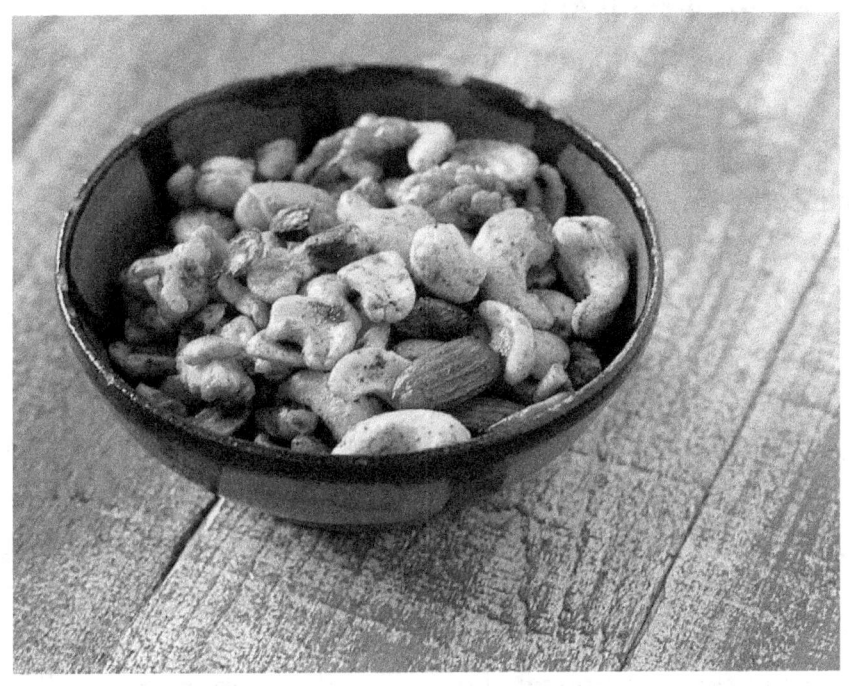

Membuat: 4 Hidangan

BAHAN-BAHAN:
- 2 cawan badam mentah
- 1 sudu besar garam masala
- 2 cawan gajus mentah
- 1 sudu teh garam laut kasar
- $\frac{1}{4}$ cawan kismis emas
- 1 sudu besar minyak

ARAHAN:

a) Panaskan ketuhar hingga 425°F dengan rak ketuhar di kedudukan atas.
b) Dalam mangkuk adunan besar, satukan semua bahan kecuali kismis dan toskan sehingga kacang bersalut rata.
c) Letakkan campuran kacang pada lembaran penaik yang disediakan dalam satu lapisan.
d) Bakar selama 10 minit, kacau perlahan-lahan separuh.
e) Biarkan campuran sejuk selama sekurang-kurangnya 20 minit selepas menambah kismis.

36. Badam dan Gajus Panggang Berempah Chai

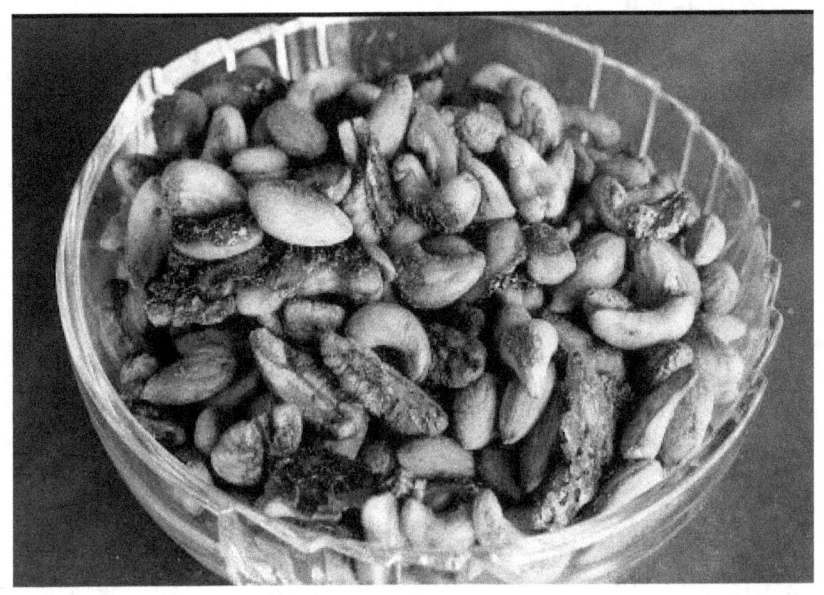

Membuat: 4 Hidangan

BAHAN-BAHAN:
- 2 cawan badam mentah
- ½ sudu teh garam laut kasar
- 1 sudu besar Chai Masala
- 2 cawan gajus mentah
- 1 sudu besar gula merah atau gula merah
- 1 sudu besar minyak

ARAHAN:
a) Panaskan ketuhar hingga 425°F dengan rak ketuhar di kedudukan atas.
b) Satukan semua bahan dalam mangkuk adunan.
c) Letakkan campuran kacang pada lembaran penaik yang disediakan dalam satu lapisan.
d) Bakar selama 10 minit, kacau separuh.
e) Ketepikan selama 20 minit untuk menyejukkan.

37. Pedas Chickpea Poppers

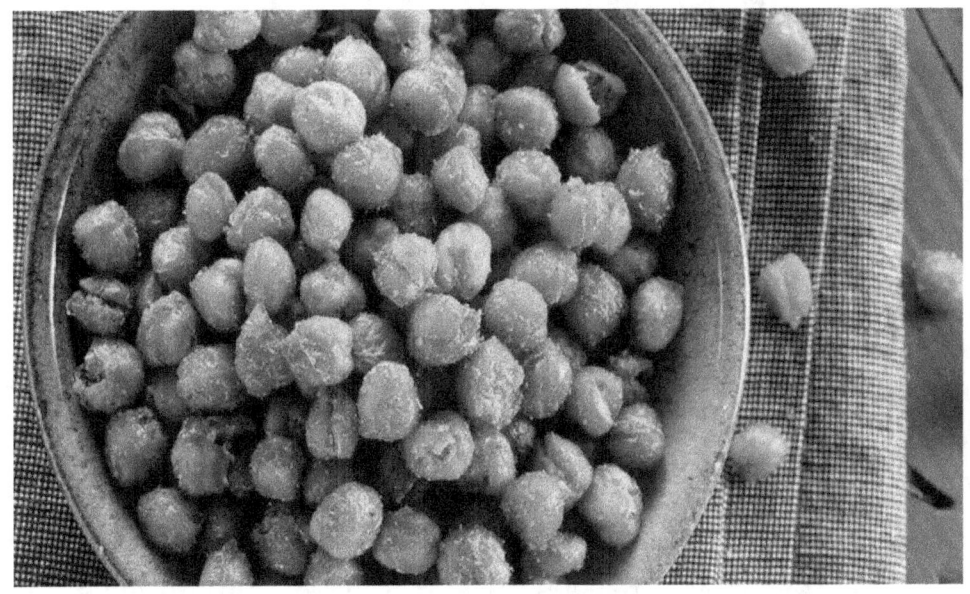

Membuat: 4 Hidangan

BAHAN-BAHAN:
- 2 sudu besar minyak
- 1 sudu besar garam masala
- 2 sudu kecil garam laut kasar
- 4 cawan kacang ayam masak, bilas dan toskan
- 1 sudu kecil serbuk cili merah

ARAHAN:
a) Panaskan ketuhar hingga 425°F dengan rak ketuhar di kedudukan atas.
b) Dalam mangkuk adunan, satukan perlahan-lahan semua bahan.
c) Letakkan kacang ayam yang telah dibumbui pada lembaran pembakar dalam satu lapisan.
d) Bakar selama 15 minit.
e) Gaul perlahan-lahan supaya kacang ayam masak sekata, dan masak selama 10 minit lagi.
f) Ketepikan selama 15 minit untuk menyejukkan.
g) Perasakan dengan serbuk cili merah, lada cayenne, atau paprika.

38. Dataran Sayuran Bakar

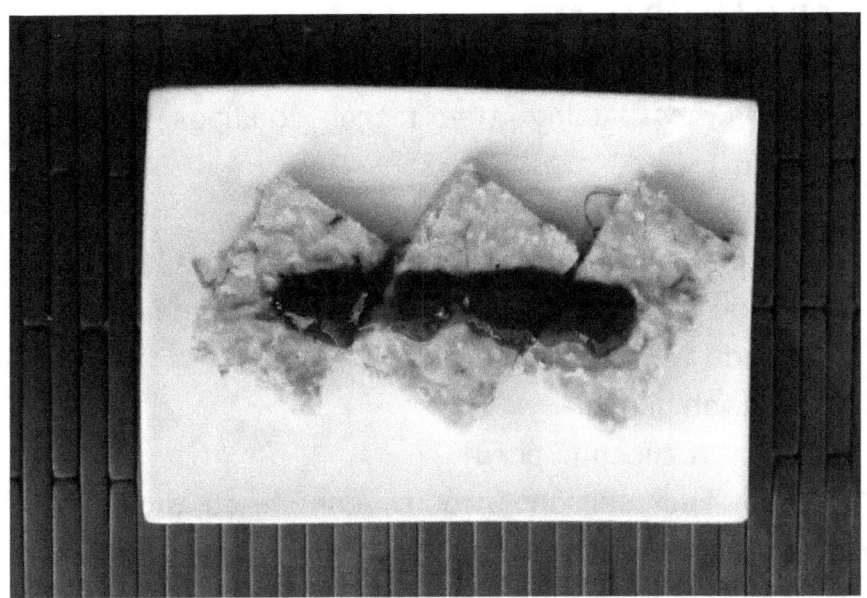

Membuat: 25 Petak

BAHAN-BAHAN:
- 1 cawan bunga kobis parut
- ½ bawang kuning atau merah, dikupas dan dipotong dadu
- 2 cawan kobis putih parut
- 1 keping akar halia, kupas dan parut atau kisar
- 1 sudu teh serbuk cili merah atau cayenne
- ¼ sudu teh serbuk penaik
- ¼ cawan minyak
- 1 cawan zucchini parut
- 4 cili Thai, serrano, atau cayenne hijau, dicincang
- ¼ cawan cilantro segar yang dicincang
- ½ kentang, dikupas dan parut
- 3 cawan tepung gram
- ½ pakej 12 auns tauhu sutera
- 1 sudu besar garam laut kasar
- 1 sudu kecil serbuk kunyit

ARAHAN:
a) Panaskan ketuhar hingga 350 darjah Fahrenheit.
b) Panaskan loyang persegi.

c) Satukan kubis, kembang kol, zucchini, kentang, bawang, akar halia, cili, dan ketumbar dalam mangkuk adunan.
d) Masukkan tepung gram perlahan-lahan hingga sebati.
e) Kisar tauhu dalam pemproses makanan sehingga halus.

f) Dalam campuran sayur-sayuran, masukkan tauhu yang telah dikisar, garam, kunyit, serbuk cili merah, serbuk penaik, dan minyak. Campurkan.
g) Tuang adunan ke dalam loyang yang telah disediakan.
h) Bakar selama 50 minit.
i) Biarkan sejuk selama 10 minit sebelum dipotong menjadi empat segi.
j) Hidangkan bersama chutney pilihan anda.

39. Kentang Manis Berempah

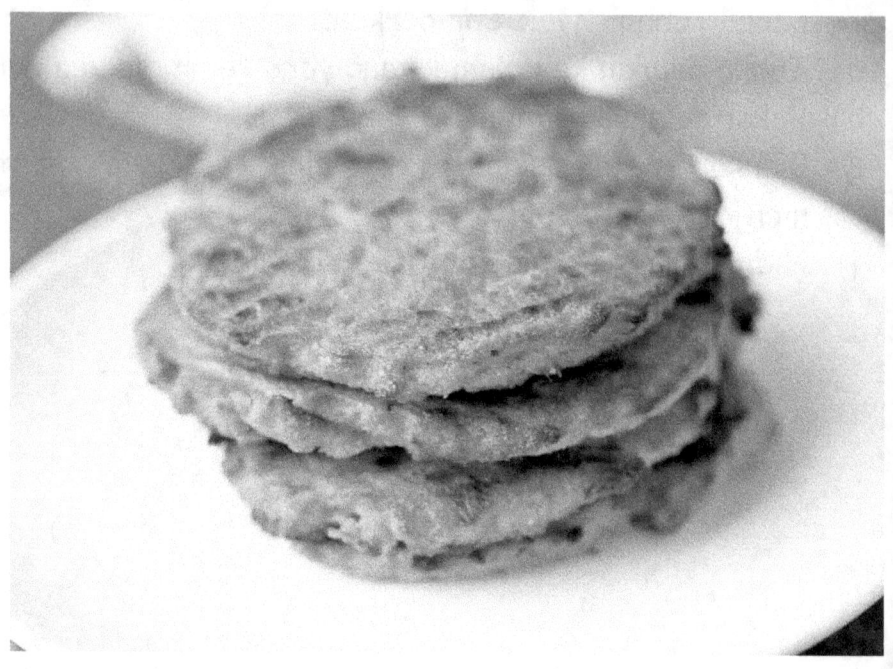

Membuat: 10 patties

BAHAN-BAHAN:
- ½ cawan tepung gram
- 1 keledek, dikupas dan dipotong dadu
- ½ bawang kuning atau merah, dikupas dan dipotong dadu halus
- 1 sudu besar jus lemon
- Pasli segar atau ketumbar cincang, untuk hiasan
- 1 sudu kecil serbuk kunyit
- 1 sudu teh ketumbar kisar
- 1 sudu teh garam masala
- 3 sudu besar minyak, dibahagikan
- 1 keping akar halia, kupas dan parut atau kisar
- 1 sudu kecil biji jintan manis
- 1 sudu teh serbuk cili merah atau cayenne
- 1 cawan kacang, segar atau beku
- 1 cili Thai, serrano, atau cayenne hijau, dicincang
- 1 sudu teh garam laut kasar

ARAHAN:
a) Kukus kentang selama 7 minit, atau sehingga lembut.
b) Pecahkan perlahan-lahan dengan penumbuk kentang.
c) Panaskan 2 sudu besar minyak dalam kuali cetek dengan api sederhana.
d) Masukkan jintan manis dan masak selama 30 saat, atau sehingga ia mendesis.
e) Masukkan bawang, akar halia, kunyit, ketumbar, garam masala, dan serbuk cili merah.

f) Masak selama 3 minit lagi, atau sehingga lembut.
g) Biarkan adunan sejuk.
h) Setelah campuran telah sejuk, masukkannya ke dalam kentang, bersama-sama dengan kacang, cili hijau, garam, tepung gram, dan jus lemon.
i) Campurkan dengan teliti dengan tangan anda.
j) Bentuk adunan menjadi patties dan letakkan di atas loyang.
k) Panaskan baki 1 sudu besar minyak dalam kuali berat di atas api sederhana.
l) Masak patties secara berkelompok selama 3 minit setiap sisi.
m) Hidangkan, dihiasi dengan pasli segar atau ketumbar.

KURSUS UTAMA: SAYURAN

40. Tauhu Berempah, dan Tomato

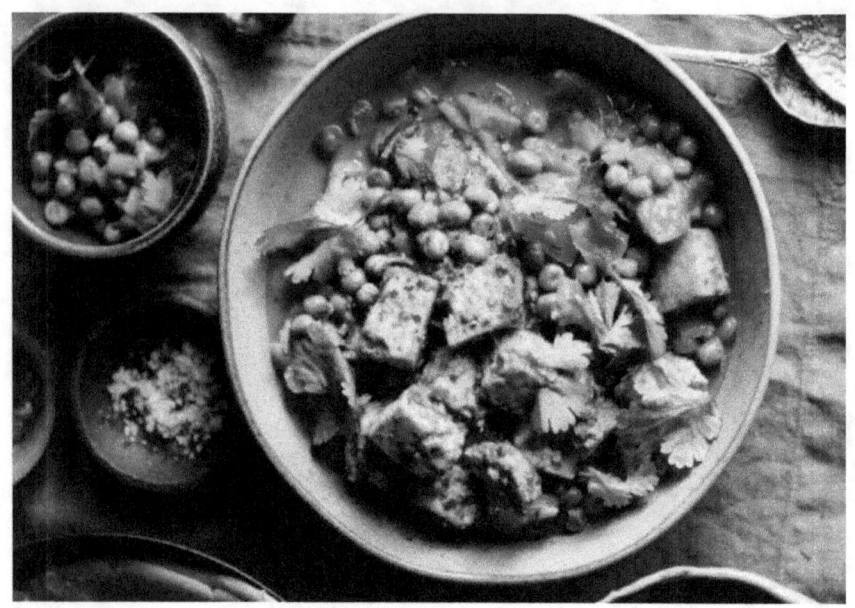

Membuat: 4 Hidangan

BAHAN-BAHAN:
- 2 sudu besar minyak
- 1 sudu besar biji jintan manis
- 1 sudu kecil serbuk kunyit
- 1 biji bawang merah atau kuning, dikupas dan dikisar
- 1 keping akar halia, kupas dan parut atau kisar
- 6 ulas bawang putih, kupas dan parut atau kisar
- 2 biji tomato, dikupas dan dicincang
- 4 cili Thai, serrano, atau cayenne hijau, dicincang
- 1 sudu besar pes tomato
- Dua bungkusan 14-auns tauhu organik yang lebih pejal, dibakar dan dipotong dadu
- 1 sudu besar garam masala
- 1 sudu besar daun fenugreek kering, ditumbuk dengan tangan untuk mengeluarkan rasa
- 1 cawan air
- 2 sudu kecil garam laut kasar
- 1 sudu teh serbuk cili merah atau cayenne
- 2 lada benggala hijau, dibiji dan dipotong dadu

ARAHAN:
a) Panaskan minyak dalam kuali berat dengan api sederhana.
b) Masukkan jintan manis dan kunyit.
c) Masak selama 30 saat, atau sehingga biji mendesis.
d) Masukkan bawang besar, akar halia, dan bawang putih.

e) Masak, kacau sekali-sekala, selama 2 hingga 3 minit, atau sehingga perang sedikit.
f) Masukkan tomato, cili, pes tomato, garam masala, fenugreek, air, garam, dan serbuk cili merah.
g) Reneh, tidak bertutup, selama 8 minit.
h) Masak selama 2 minit lagi selepas menambah lada benggala.
i) Masukkan tauhu perlahan-lahan.
j) Masak selama 2 minit lagi, atau sehingga betul-betul dipanaskan.

41. Hash Kentang Jintan

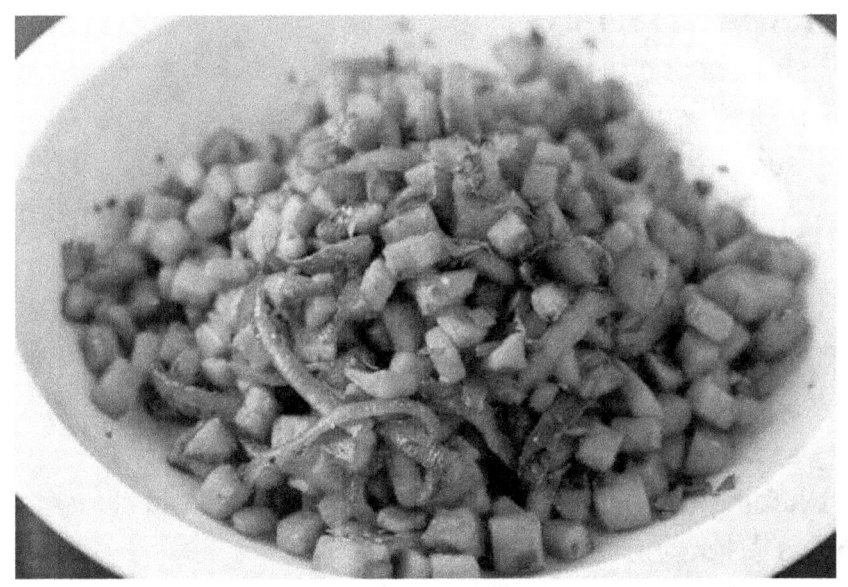

Membuat: 4 Hidangan

BAHAN-BAHAN:
- 1 sudu besar biji jintan manis
- 1 sudu besar minyak
- ½ sudu teh serbuk mangga
- 1 cili Thai, serrano atau cayenne hijau, dibuang batangnya, dihiris nipis
- ¼ cawan ketumbar segar dicincang, dicincang
- 1 biji bawang, dikupas dan dipotong dadu
- ½ sudu teh asafoetida
- ½ sudu teh serbuk kunyit
- 1 keping akar halia, dikupas dan diparut atau dikisar
- Jus ½ lemon
- 3 biji kentang rebus, kupas dan potong dadu
- 1 sudu teh garam laut kasar

ARAHAN:
a) Panaskan minyak dalam kuali yang dalam dan berat dengan api sederhana.
b) Masukkan jintan manis, asafoetida, kunyit, dan serbuk mangga.
c) Masak selama 30 saat, atau sehingga biji mendesis.
d) Masukkan bawang dan akar halia, dan masak selama satu minit lagi, kacau sentiasa untuk mengelakkan melekat.
e) Masukkan kentang dan garam.
f) Masak sehingga kentang betul-betul panas.
g) Hiaskan dengan cili, ketumbar, dan jus lemon di atas.

h) Hidangkan dengan roti atau naan atau digulung dalam besan poora atau dosa.

42. Hash Kentang Biji Sawi

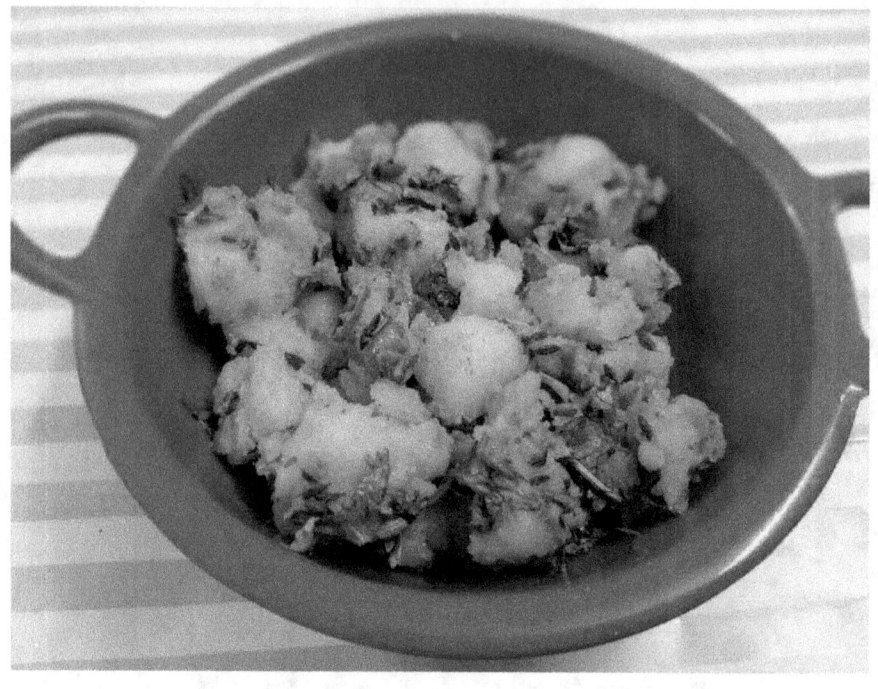

Membuat: 4 Hidangan

BAHAN-BAHAN:
- 1 sudu besar minyak
- 1 biji bawang kuning atau merah, kupas dan potong dadu
- 3 biji kentang rebus, kupas dan potong dadu
- 1 sudu kecil serbuk kunyit
- 1 cili Thai, serrano, atau cayenne hijau, dibuang batangnya, dihiris nipis
- 1 sudu kecil biji sawi hitam
- 1 sudu besar split gram, direndam dalam air mendidih
- 10 helai daun kari, dihiris kasar
- 1 sudu kecil garam putih kasar

ARAHAN:
a) Panaskan minyak dalam kuali yang dalam dan berat dengan api sederhana.
b) Masukkan kunyit, sawi, daun kari, dan gram belah toskan.
c) Masak selama 30 saat, kacau sentiasa untuk mengelakkan melekat.
d) Masukkan bawang besar.
e) Masak selama 2 minit, atau sehingga sedikit keperangan.
f) Masukkan kentang, garam, dan cili.
g) Masak selama 2 minit tambahan.
h) Hidangkan dengan roti atau naan atau digulung dalam besan poora atau dosa.

43. Penyembuhan P ea dan Kubis Putih

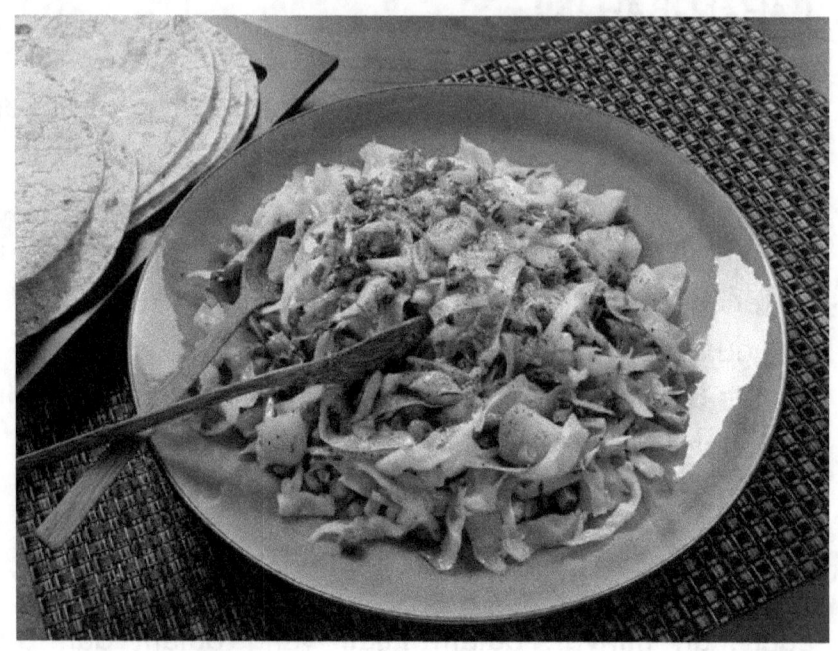

Membuat: 7 cawan

BAHAN-BAHAN:
- 1 sudu besar biji jintan manis
- 1 sudu kecil serbuk kunyit
- 1 cawan kacang, segar atau beku
- 1 kentang, dikupas dan dipotong dadu
- 1 sudu teh ketumbar kisar
- 1 sudu teh jintan kisar
- ½ bawang kuning atau merah, dikupas dan dipotong dadu
- 3 sudu besar minyak
- 1 keping akar halia, dikupas dan diparut atau dikisar
- 6 ulas bawang putih, kupas dan kisar
- Kobis putih 1 kepala, dicincang halus
- ½ sudu teh serbuk cili merah atau cayenne
- 1½ sudu teh garam laut
- 1 cili Thai, serrano, atau cayenne hijau, dibuang batang, dicincang
- 1 sudu kecil lada hitam dikisar

ARAHAN:
a) Satukan semua bahan dan reneh selama 4 jam.

44. Kobis dengan Biji Sawi dan Kelapa

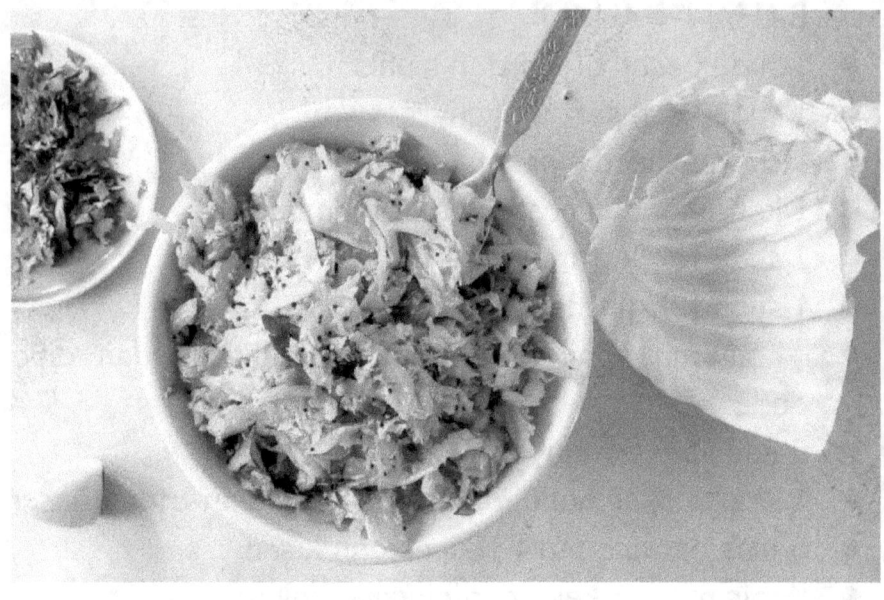

Membuat: 6 Hidangan

BAHAN-BAHAN:
- 12 helai daun kari, dihiris kasar
- 1 sudu teh garam laut kasar
- 2 sudu besar lentil hitam utuh berkulit, direndam dalam air mendidih
- 2 sudu besar minyak kelapa
- 2 sudu besar kelapa parut tanpa gula
- 1 kepala kubis putih, dicincang
- $\frac{1}{2}$ sudu teh asafoetida
- 1 cili Thai, serrano, atau cayenne, dibuang batangnya, dihiris memanjang
- 1 sudu kecil biji sawi hitam

ARAHAN:
a) Panaskan minyak dalam kuali yang dalam dan berat dengan api sederhana.
b) Masukkan asafoetida, sawi, lentil, daun kari, dan kelapa.
c) Panaskan selama 30 saat, atau sehingga biji muncul.
d) Elakkan daripada membakar daun kari atau kelapa.
e) Kerana benih boleh jatuh, simpan penutup berdekatan.
f) Masukkan kubis dan garam.
g) Masak selama 2 minit, kacau kerap, sehingga kubis layu.
h) Campurkan dalam cili.
i) Hidangkan segera, sama ada hangat atau sejuk, dengan roti atau naan.

45. Kacang String dengan Kentang

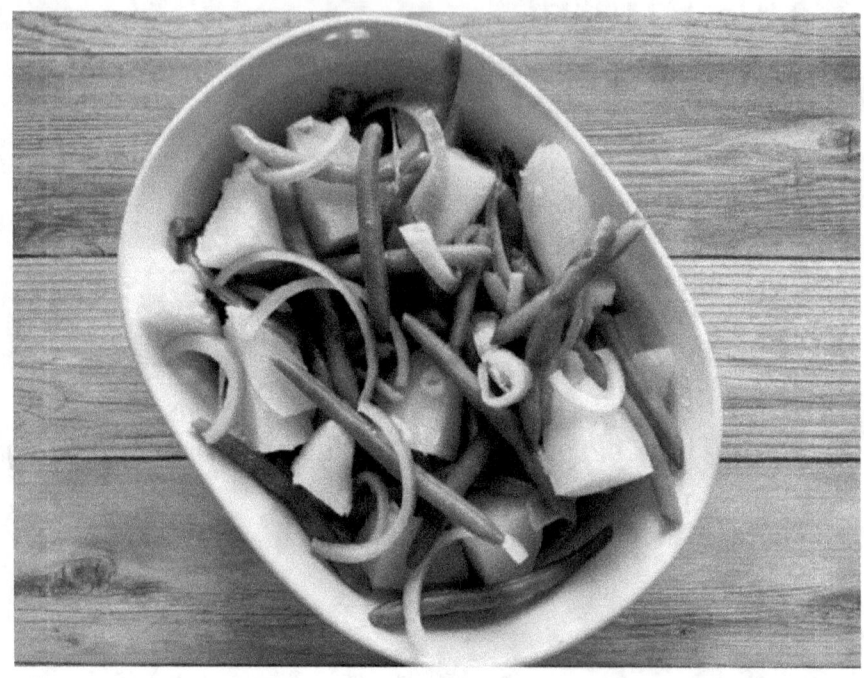

Membuat: 5 Hidangan

BAHAN-BAHAN:
- 1 sudu kecil biji jintan manis
- 1 kentang, dikupas dan dipotong dadu
- $\frac{1}{4}$ cawan air
- $\frac{1}{2}$ sudu teh serbuk kunyit
- 1 biji bawang merah atau kuning, dikupas dan dipotong dadu
- 1 keping akar halia, dikupas dan diparut atau dikisar
- 3 ulas bawang putih, kupas dan parut atau kisar
- 4 cawan kacang tali yang dicincang
- 1 sudu besar minyak
- 1 cili Thai, serrano, atau cayenne, dicincang
- 1 sudu teh garam laut kasar
- 1 sudu teh serbuk cili merah atau cayenne

ARAHAN:
a) Panaskan minyak dalam kuali yang berat dan dalam dengan api sederhana.
b) Masukkan jintan manis dan kunyit dan masak selama 30 saat, atau sehingga biji mendesis.
c) Masukkan bawang besar, akar halia, dan bawang putih.
d) Masak selama 2 minit, atau sehingga perang sedikit.
e) Masukkan kentang dan masak, kacau sentiasa, selama 2 minit lagi.
f) Tambah air untuk mengelakkan melekat.
g) Campurkan dalam kacang tali.
h) Masak, kacau sekali-sekala, selama 2 minit.

i) Masukkan cili, garam, dan serbuk cili merah ke dalam mangkuk adunan.

j) Reneh selama 15 minit, bertutup, sehingga kacang dan kentang lembut.

46. Terung dengan kentang

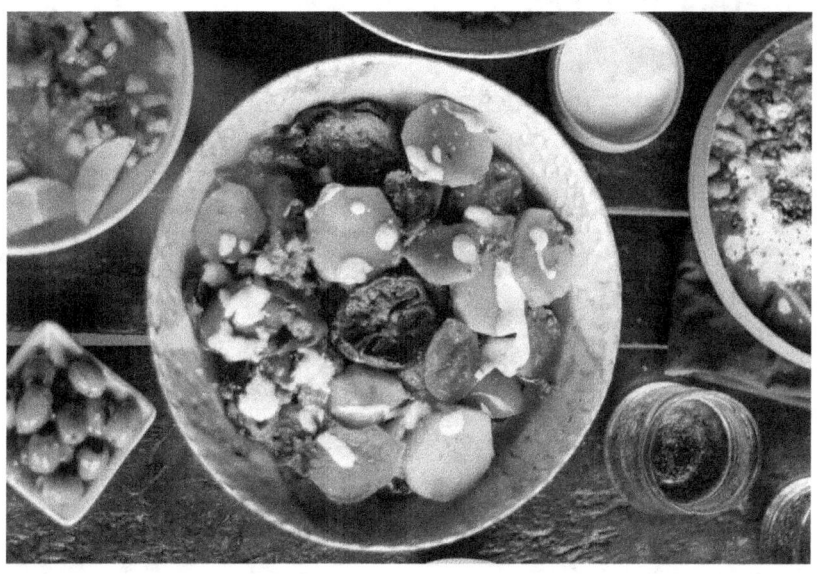

Membuat: 6 Hidangan

BAHAN-BAHAN:
- 2 sudu besar minyak
- ½ sudu teh asafoetida
- 2 sudu kecil garam laut kasar
- 1 biji tomato, cincang kasar
- 4 biji terung dengan kulit, dicincang kasar, termasuk hujung berkayu
- 1 sudu besar ketumbar kisar
- 2 cili Thai, serrano, atau cayenne, dicincang
- 1 sudu kecil biji jintan manis
- ½ sudu teh serbuk kunyit
- 1 keping akar halia, dikupas dan dipotong menjadi batang mancis panjang
- 4 ulas bawang putih, kupas dan cincang kasar
- 1 sudu besar garam masala
- 1 kentang, direbus, dikupas, dan dicincang kasar
- 1 biji bawang, dikupas dan dicincang kasar
- 1 sudu teh serbuk cili merah atau cayenne
- 2 sudu besar cilantro segar yang dicincang, untuk hiasan

ARAHAN:
a) Panaskan minyak dalam kuali yang dalam dan berat dengan api sederhana.
b) Masukkan asafoetida, jintan manis, dan kunyit.
c) Masak selama 30 saat, atau sehingga biji mendesis.
d) Masukkan akar halia dan bawang putih.

e) Masak selama 2 minit lagi, atau sehingga bawang dan cili berwarna perang sedikit.
f) Masak selama 2 minit selepas menambah tomato.
g) Masukkan terung dan kentang.
h) Masukkan garam, garam masala, ketumbar, dan serbuk cili merah.
i) Reneh selama 10 minit lagi.
j) Hidangkan dengan roti atau naan dan dihiasi dengan ketumbar.

47. Pucuk Masala Brussels

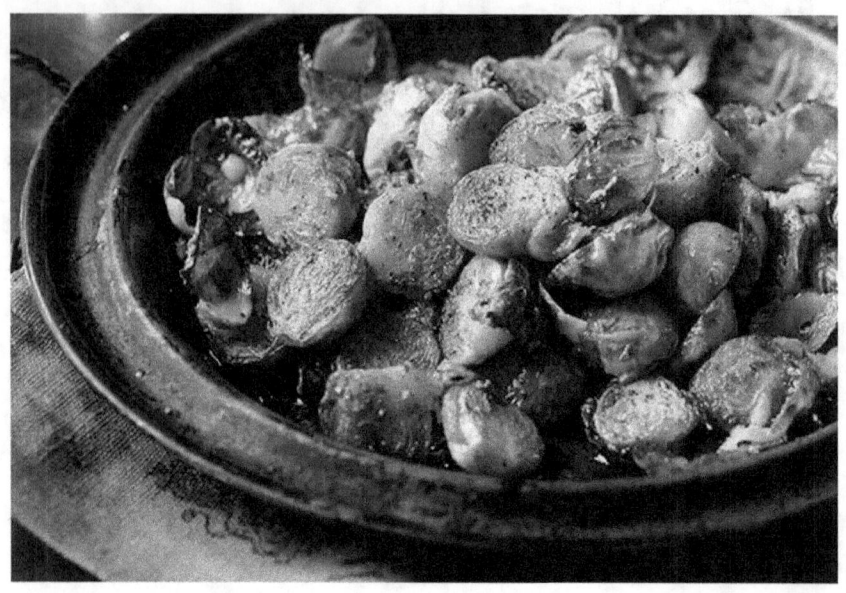

Membuat: 4 Hidangan

BAHAN-BAHAN:
- 1 sudu besar minyak
- 1 sudu kecil biji jintan manis
- 2 cawan Gila Masala
- 1 cawan air
- 4 sudu besar krim gajus
- 4 cawan pucuk Brussels, dipotong dan dibelah dua
- 2 cili Thai, serrano, atau cayenne, dicincang
- 2 sudu kecil garam laut kasar
- 1 sudu teh garam masala
- 1 sudu teh ketumbar kisar
- 1 sudu teh serbuk cili merah atau cayenne
- 2 sudu besar cilantro segar yang dicincang, untuk hiasan

ARAHAN:
a) Panaskan minyak dalam kuali yang dalam dan berat dengan api sederhana.
b) Masukkan jintan manis dan masak selama 30 saat, atau sehingga biji mendesis.
c) Masukkan Stok Sup Tomato Penyembuh, air, Krim Gajus, pucuk Brussels, cili, garam, garam masala, ketumbar, dan serbuk cili merah.
d) Biarkan mendidih.
e) Rebus selama 12 minit sehingga pucuk Brussels lembut.
f) Teratas dengan ketumbar.

48. kembang kol Yunani

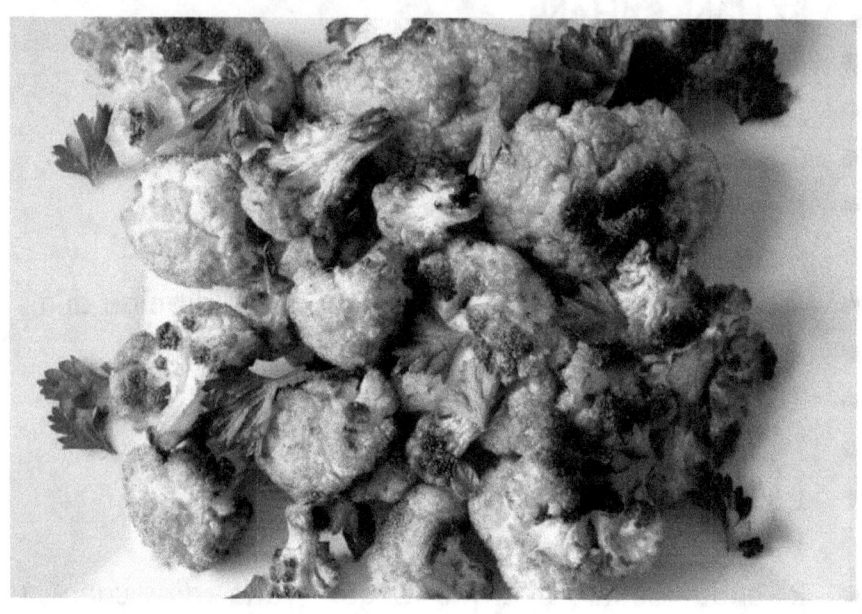

Membuat: 2

BAHAN-BAHAN:
- ½ kepala kembang kol, potong dadu seukuran gigitan
- 2 biji tomato
- 1 timun, potong dadu
- ½ lada benggala merah, potong dadu
- ½ tandan pudina
- ½ tandan ketumbar
- ½ tandan selasih
- ¼ cawan daun kucai
- 10 biji zaitun hitam, diadu
- ½ kotak pucuk bunga matahari, kira-kira 1.5 auns
- 1 sudu besar minyak zaitun
- ½ sudu besar jus limau nipis

ARAHAN:
a) Pulpen kembang kol dalam pemproses makanan sehingga ia menyerupai couscous.
b) Satukan semuanya dalam mangkuk adunan, termasuk buah zaitun dan pucuk bunga matahari.
c) Siram dengan minyak dan perahan limau nipis, kemudian satukan.

49. Pasta zucchini berkrim

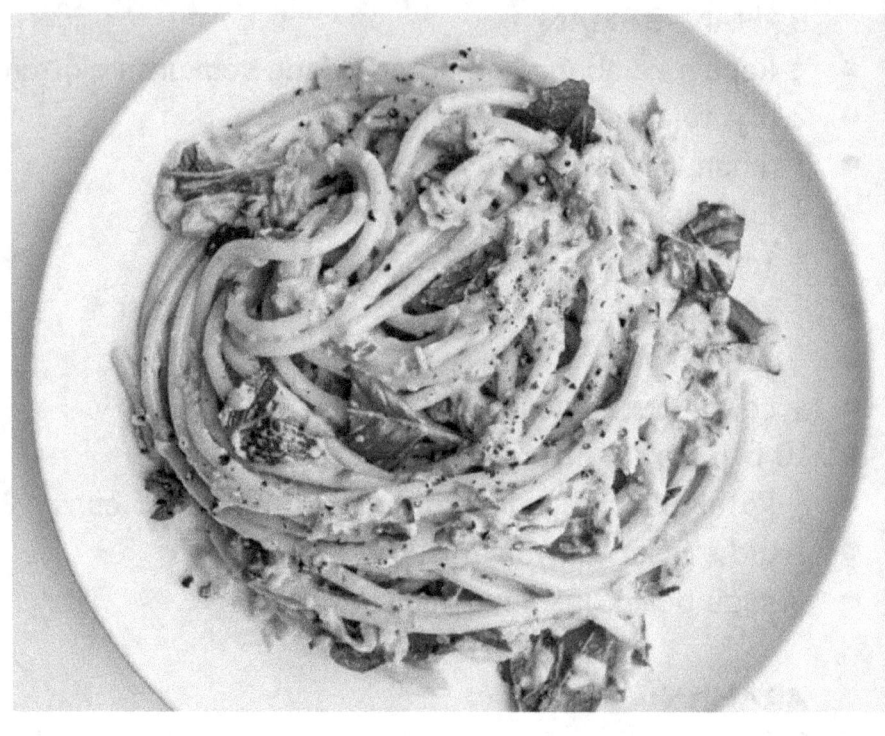

Membuat: 2

BAHAN-BAHAN:
- 1 auns kacang bercambah
- 1 Zucchini, julienned

SOS BERKRIM:
- ½ cawan kacang pain, dikisar
- 2 sudu besar minyak zaitun
- 1 sudu besar jus lemon
- 4 sudu besar air
- sedikit garam

ARAHAN:
a) Letakkan zucchini dalam mangkuk dan perasakan dengan garam.
b) Masukkan kacang pain yang dikisar.
c) Campurkan minyak zaitun, jus lemon, air, dan secubit garam.
d) Kisar sehingga terbentuk sos.
e) Edarkan sos ke atas zucchini.
f) Teratas dengan pucuk kacang.

50. Zucchini dengan pesto labu

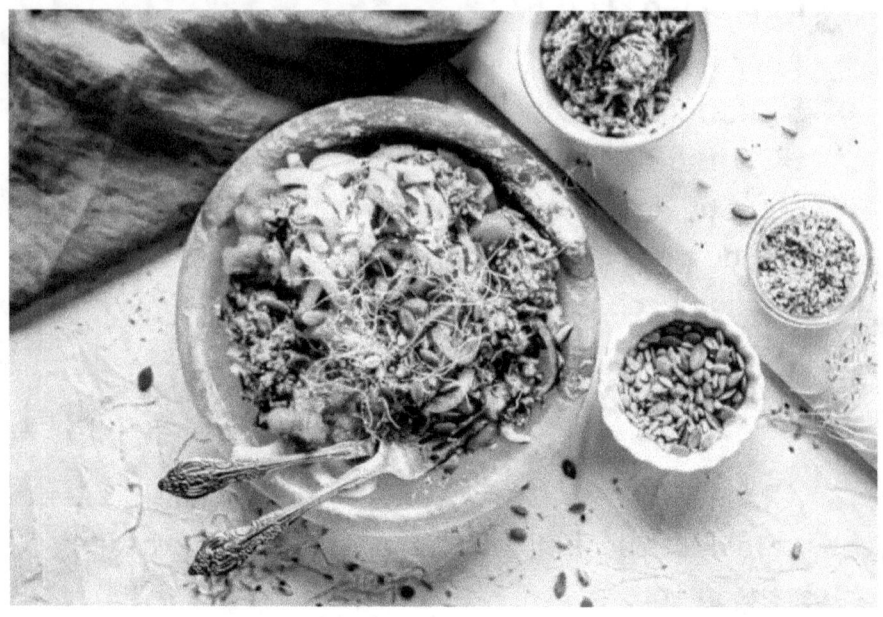

Membuat: 2-3 hidangan

BAHAN-BAHAN:
PESTO LABU:
- ½ cawan biji labu
- ⅜ cawan minyak zaitun
- 1 sudu besar jus lemon
- 1 secubit garam
- 1 tandan selasih

TOPPING:
- 7 biji zaitun hitam
- 5 biji tomato ceri

ARAHAN:
a) Pukul biji labu menjadi tepung halus dalam pemproses makanan.
b) Campurkan minyak zaitun, jus lemon, dan garam sehingga sebati.
c) Masukkan daun selasih.
d) Satukan zucchini dan pesto dalam mangkuk adunan, kemudian atas dengan buah zaitun dan tomato ceri.

51. Pilaf Zucchini Dill

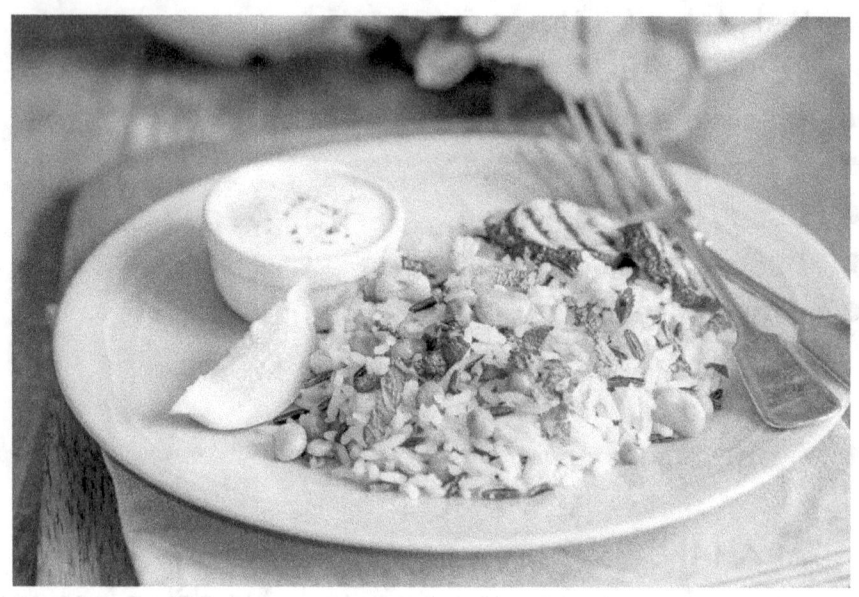

Membuat: 4-6

BAHAN-BAHAN:
- $\frac{3}{4}$ cawan beras basmati putih, dibilas dan ditapis
- $\frac{1}{4}$ cawan quinoa, dibilas dan ditapis
- $\frac{1}{2}$ sudu besar halia dicincang halus
- 2 cawan zucchini parut
- $\frac{1}{2}$ cawan dill cincang
- 3 sudu besar minyak kelapa organik
- 2 cawan air
- Garam secukup rasa

ARAHAN:
a) Cairkan minyak kelapa dan tumis halia selama 15 saat sehingga naik bau.
b) Masukkan beras dan quinoa dan kacau selama 1 minit.
c) Masukkan air, kacau rata dan biarkan adunan mendidih. Masukkan zucchini parut dan kacau.
d) Reneh, ditutup, selama 10-12 minit.
e) Masukkan dill dan garam secukup rasa, kacau perlahan-lahan dengan garpu.
f) Hidangkan hangat.

52. Couscous Cremini Pilaf

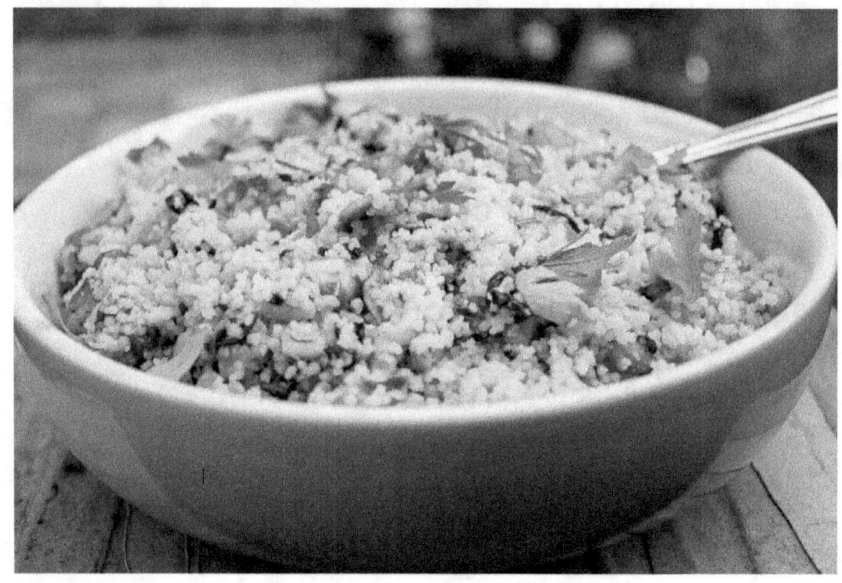

Membuat: 2

BAHAN-BAHAN:
- 3 sudu besar minyak zaitun, dibahagikan
- 14 auns cendawan cremini, dihiris
- 1 bawang kecil, dicincang
- 2 batang saderi, dihiris
- 1 lobak merah sederhana, dicincang
- ¼ cawan wain putih
- 1 sudu besar sos panas
- ½ sudu teh ketumbar kisar
- ½ sudu teh jintan halus
- ½ sudu teh serbuk bawang
- 1 cawan couscous kering
- 2 cawan stok sayur
- ½ sudu teh garam
- ¼ sudu teh lada
- ¾ cawan kacang pea beku
- 1 sudu besar pasli segar, dicincang

ARAHAN:
a) Dalam kuali besar panaskan 1 sudu besar minyak zaitun di atas api sederhana tinggi.
b) Masukkan cendawan yang dihiris dan tumis sehingga mereka mula perang, kira-kira 3 hingga 5 minit.
c) Keluarkan dari kuali dan ketepikan.
d) Dalam kuali yang sama masukkan baki minyak zaitun, bawang cincang, saderi, dan lobak merah.

e) Masak selama 3 hingga 5 minit sehingga bawang lut sinar dan saderi lembut.
f) Masukkan ketumbar, jintan putih, dan serbuk bawang dan kacau dalam wain putih.
g) Masukkan stok couscous dan sayur, perasakan dengan garam dan lada sulah, dan kacau rata.
h) Kecilkan api dan masak selama kira-kira 7 minit.
i) Masukkan sos panas dan kacang polong beku dan teruskan masak selama 3 minit lagi.
j) Kacau cendawan.
k) Hiaskan dengan pasli segar dan hidangkan hangat.

53. Penyembuhan Asparagus Risotto

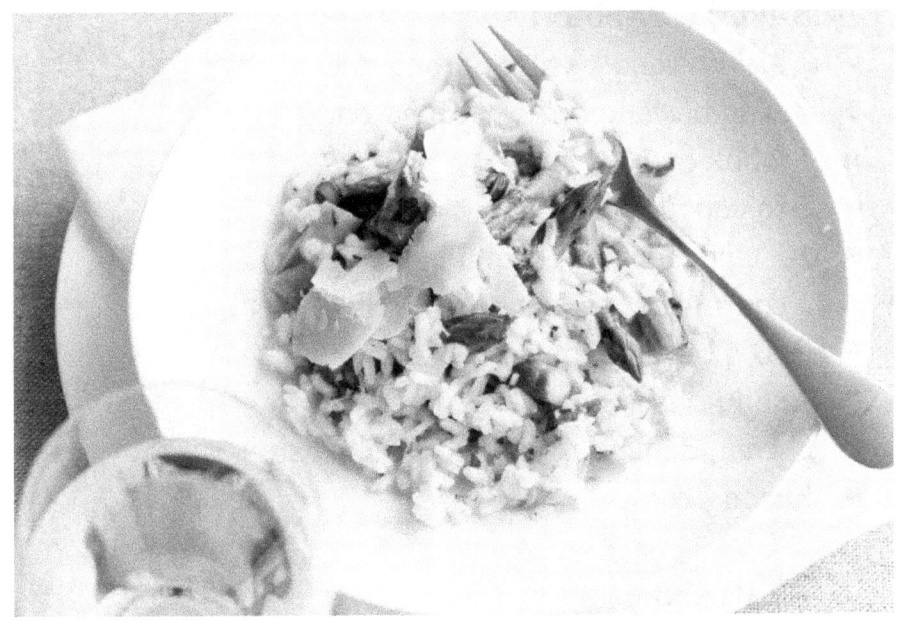

Membuat: 2

BAHAN-BAHAN:
- 1 biji bawang besar, potong dadu
- 3 ulas bawang putih, potong dadu
- 1 lobak merah, parut
- Stok sayur
- 10 asparagus, dipotong
- 1 cawan kacang, segar atau beku
- 250 g beras arborio
- 1 sudu besar minyak zaitun
- garam, dan lada sulah secukup rasa
- herba segar

ARAHAN:
a) Dalam periuk, bawa sup sayur-sayuran dengan api kecil.
b) Dalam kuali dengan bahagian bawah yang lebar, panaskan sedikit minyak zaitun di atas api sederhana.
c) Letakkan bahagian atas asparagus dan kacau sedikit selama 2 minit.
d) Keluarkan dari kuali, kemudian ke kuali yang sama, masukkan bawang cincang dan tumisnya sehingga keemasan dan lut sinar.
e) Masukkan bawang putih dan lobak merah, tumis selama satu atau dua minit, kemudian masukkan nasi dan bit asparagus, dan kacau dengan baik.
f) Selepas satu atau dua minit, tuangkan separuh stok sayuran dan biarkan nasi menyerap cecair.

g) Kikis bahagian bawah kuali untuk sebarang sisa dan kacau beras dalam cecair dengan baik.
h) Kecilkan api dan biarkan risotto mendidih dan masak.
i) Kacau setiap beberapa minit dan tambah lebih banyak cecair mengikut keperluan.
j) Masak nasi lebih kurang 10 minit lagi, sehingga nasi hampir masak, kemudian kacau kacang.
k) Kacang polong segar hanya memerlukan beberapa minit untuk dimasak.
l) Pada ketika ini, risotto anda hampir masak.
m) Perasakan dengan garam, lada sulah, dan herba segar yang dicincang secukup rasa.
n) Hidangkan panas dan dihiasi dengan bahagian atas asparagus, beberapa lagi herba segar, dan beberapa titis minyak zaitun.

54. Bulgur dengan sos labu

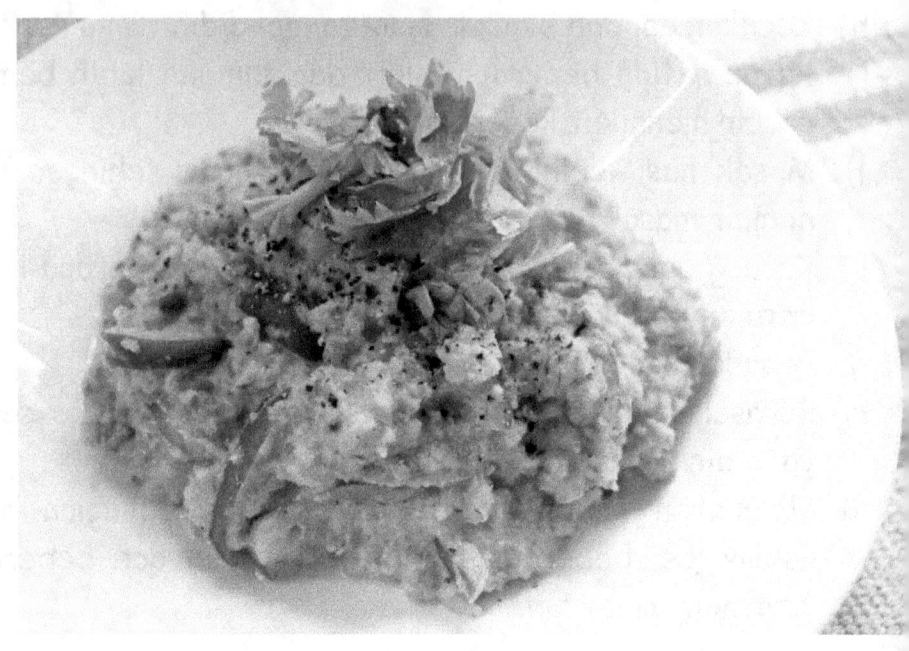

Membuat: 1 hidangan

BAHAN-BAHAN:
UNTUK BULGUR
- 1.5 cawan bulgur, direndam
- ¼ cawan lada benggala hijau, dihiris nipis
- ¼ cawan daun saderi yang dihiris

UNTUK SOS LABU:
- ½ cawan labu kukus
- 3 sudu teh oatmeal masak chunky
- 1 sudu besar yis pemakanan
- 2 sudu besar tahini vegan berkrim
- 1.5 sudu besar jus lemon
- ¼ sudu teh garam

ARAHAN:
a) Letakkan semua bahan sos dalam pengisar atau pemproses makanan.
b) Masukkan sos ke bulgar dan kacau dalam lada benggala dan daun saderi.
c) Teratas dengan lada hitam retak segar.

KURSUS UTAMA: KEkacang DAN BIJIRAN

55. Salad Jalanan Kekacang

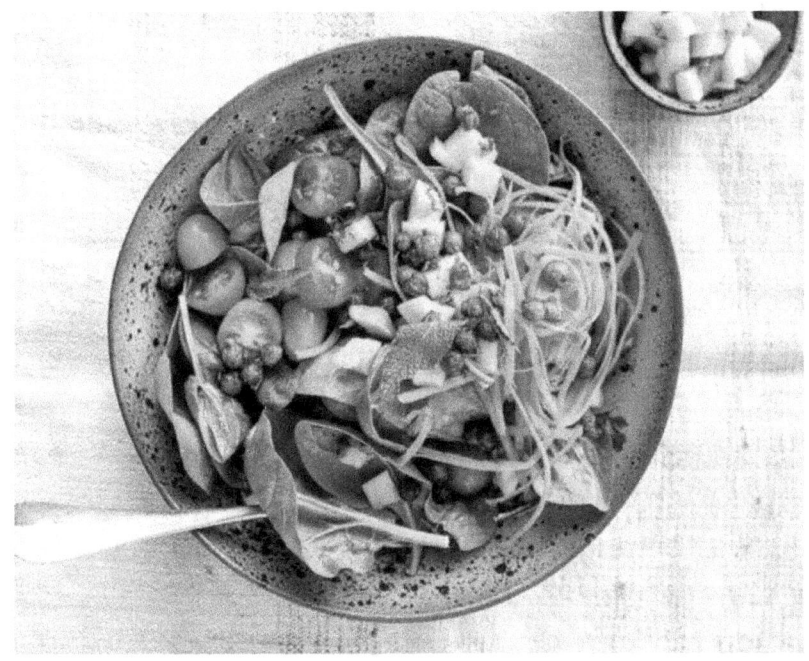

Membuat: 6 Hidangan

BAHAN-BAHAN:
- 4 cawan kacang masak atau lentil
- 1 biji bawang merah, kupas dan potong dadu
- 1 biji tomato, potong dadu
- 1 timun, dikupas dan dipotong dadu
- 1 biji daikon, kupas dan parut
- 1 cili Thai, serrano, atau cayenne hijau, dicincang
- ¼ cawan ketumbar segar dicincang, dicincang
- Jus 1 lemon
- 1 sudu teh garam laut kasar
- ½ sudu teh garam hitam
- ½ sudu teh Chaat Masala
- ½ sudu teh serbuk cili merah atau cayenne
- 1 sudu teh kunyit putih segar, dikupas dan parut

ARAHAN:
a) Dalam mangkuk yang dalam, campurkan semua bahan.

56. Kacang & Sayur Masala

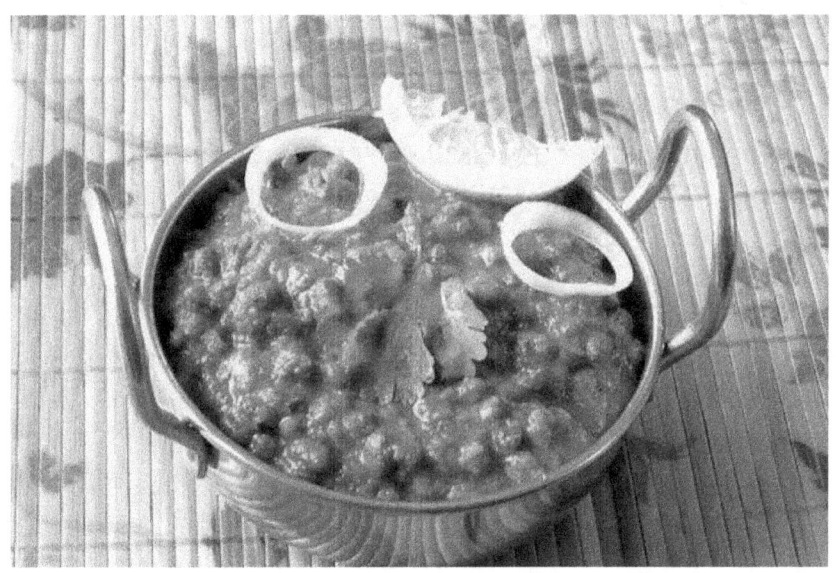

Membuat: 5 Hidangan

BAHAN-BAHAN:
- 1 cawan Gila Masala
- 1 cawan sayur cincang
- 2 cili Thai, serrano, atau cayenne, dicincang
- 1 sudu teh garam masala
- 1 sudu teh ketumbar kisar
- 1 sudu kecil Jintan Manis Kisar Panggang
- ½ sudu teh serbuk cili merah atau cayenne
- 1½ sudu teh garam laut kasar
- 2 cawan air
- 2 cawan kacang masak
- 1 sudu besar cilantro segar yang dicincang, untuk hiasan

ARAHAN:
a) Panaskan Gila Masala dalam periuk besar dan berat di atas api sederhana sehingga ia mula menggelegak.
b) Masukkan sayur-sayuran, cili, garam masala, ketumbar, jintan putih, serbuk cili merah, garam, dan air.
c) Masak selama 20 minit, atau sehingga sayur-sayuran lembut.
d) Masukkan kacang.
e) Hidangkan dihiasi dengan ketumbar.

57. Kacang Penuh dengan Kelapa

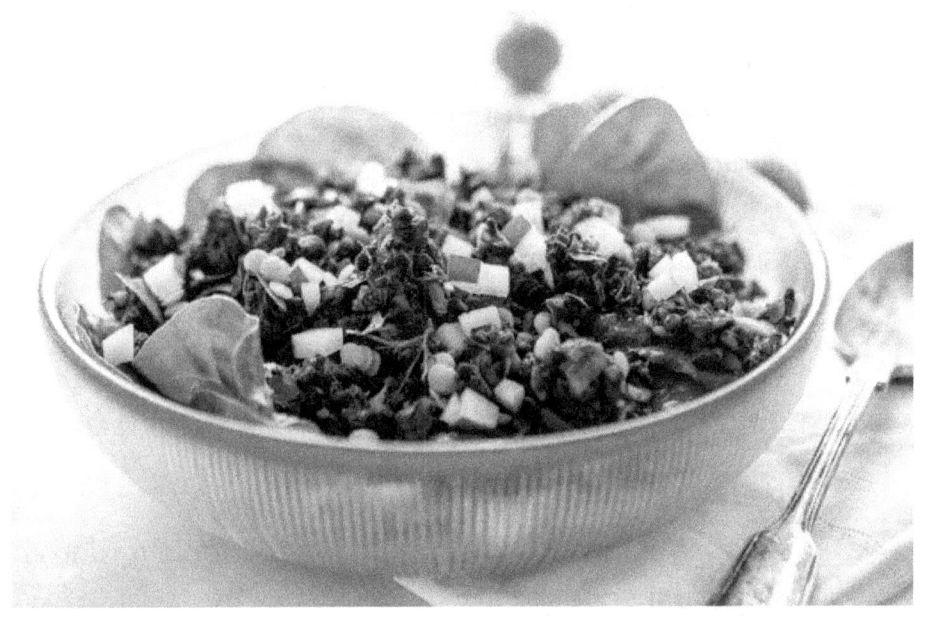

Membuat: 4 Hidangan

BAHAN-BAHAN:
- 2 sudu besar minyak kelapa
- ½ sudu teh asafoetida
- 1 sudu kecil biji sawi hitam
- 10-12 helai daun kari, dihiris kasar
- 2 sudu besar kelapa parut tanpa gula
- 4 cawan kacang masak
- 1 sudu teh garam laut kasar
- 1 cili Thai, serrano, atau cayenne,

ARAHAN:
a) Panaskan minyak dalam kuali yang dalam dan berat dengan api sederhana.
b) Masukkan asafoetida, sawi, daun kari, dan kelapa.
c) Panaskan selama 30 saat, atau sehingga biji muncul.
d) Masukkan kacang, garam, dan cili.
e) Hidangkan selepas sebati.

58. Kacang Kari atau Lentil

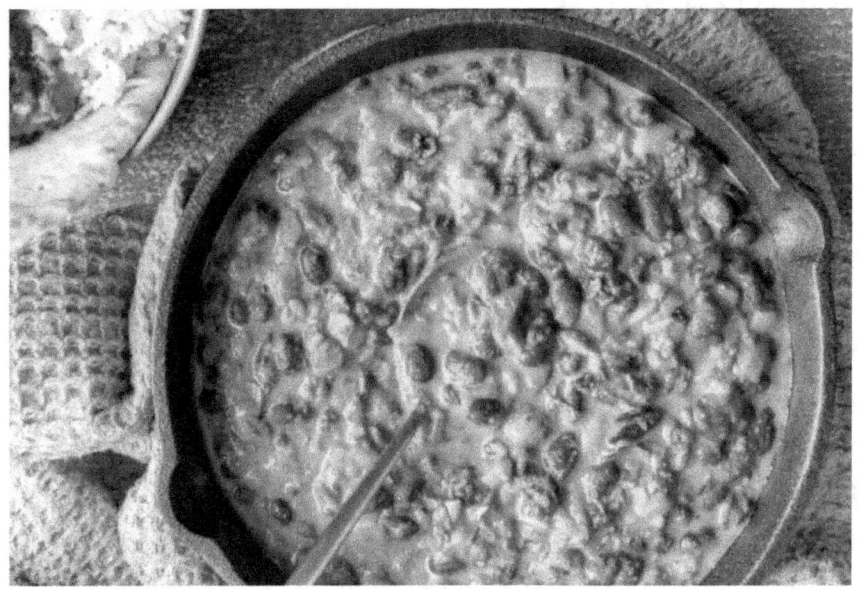

Membuat: 5 Hidangan

BAHAN-BAHAN:
- 2 sudu besar minyak
- ½ sudu teh asafoetida
- 2 sudu kecil biji jintan manis
- ½ sudu teh serbuk kunyit
- 1 batang kayu manis
- 1 helai daun cassia
- ½ bawang kuning atau merah, dikupas dan dikisar
- 1 keping akar halia, dikupas dan diparut atau dikisar
- 4 ulas bawang putih, kupas dan parut atau kisar
- 2 biji tomato, kupas dan potong dadu
- 2-4 cili Thai, serrano, atau cayenne hijau, dicincang
- 4 cawan kacang masak atau lentil
- 4 cawan air
- 1½ sudu teh garam laut kasar
- 1 sudu teh serbuk cili merah atau cayenne
- 2 sudu besar cilantro segar yang dicincang, untuk hiasan

ARAHAN:
a) Panaskan minyak dalam periuk berat dengan api sederhana.
b) Masukkan asafoetida, jintan manis, kunyit, kayu manis, dan daun cassia dan masak selama 30 saat, atau sehingga biji mendesis.
c) Masukkan bawang dan masak selama 3 minit, atau sehingga sedikit keperangan.

d) Masukkan akar halia dan bawang putih.
e) Masak selama 2 minit tambahan.
f) Masukkan tomato dan cili hijau.
g) Reneh selama 5 minit, atau sehingga tomato lembut.
h) Masak selama 2 minit lagi selepas menambah kacang atau lentil.
i) Masukkan air, garam, dan serbuk cili merah.
j) Didihkan air.
k) Reneh selama 10 hingga 15 minit.
l) Hidangkan dihiasi dengan ketumbar.

59. Lentil dengan daun kari

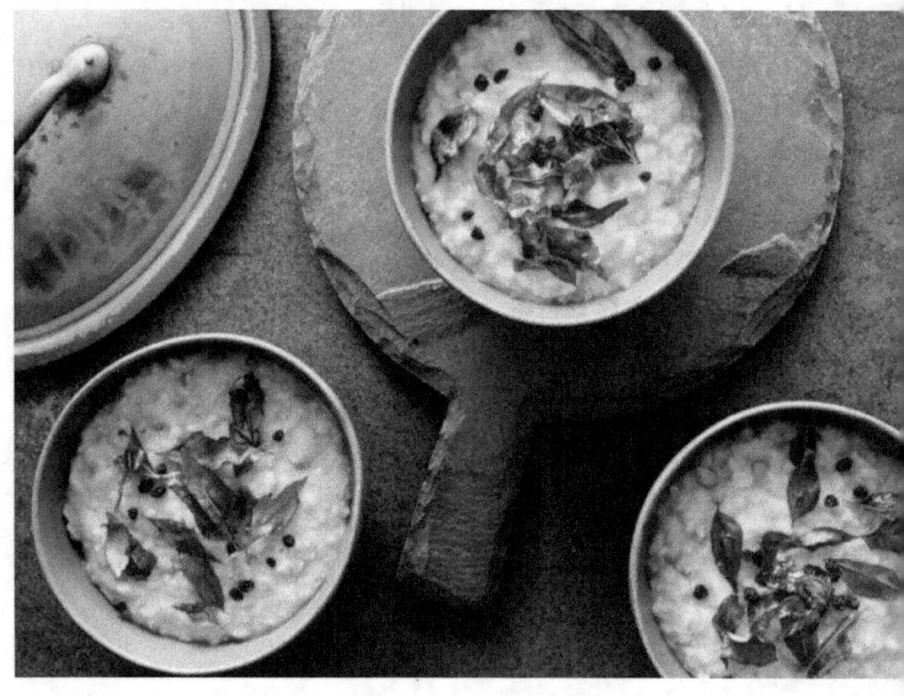

Membuat: 6 Hidangan

BAHAN-BAHAN:
- 2 sudu besar minyak kelapa
- ½ sudu teh serbuk asafoetida
- ½ sudu teh serbuk kunyit
- 1 sudu kecil biji jintan manis
- 1 sudu kecil biji sawi hitam
- 20 helai daun kari segar, dihiris kasar
- 6 lada cili merah kering keseluruhan, dicincang kasar
- ½ bawang kuning atau merah, dikupas dan dipotong dadu
- 14-auns tin santan, ringan atau penuh lemak
- 1 cawan air
- 1 sudu teh Serbuk Rasam atau Sambhar Masala
- 1½ sudu teh garam laut kasar
- 1 sudu teh serbuk cili merah atau cayenne
- 3 cawan lentil masak
- 1 sudu besar cilantro segar yang dicincang, untuk hiasan

ARAHAN:
a) Panaskan minyak dengan api sederhana.
b) Masukkan asafoetida, kunyit, jintan manis, sawi, daun kari, dan lada cili merah.
c) Masak selama 30 saat, atau sehingga biji mendesis.
d) Campurkan bawang.
e) Masak selama kira-kira 2 minit, kacau kerap untuk mengelakkan melekat.

f) Masukkan santan, air, Serbuk Rasam atau Sambhar Masala, garam, dan serbuk cili merah.
g) Didihkan, kemudian reneh selama 2 minit, atau sehingga perisa menyerap susu.
h) Masukkan lentil.
i) Reneh selama 4 minit.
j) Hidangkan dihiasi dengan ketumbar.

60. Goan Lentil Coconut kari

Membuat: 6 Hidangan

BAHAN-BAHAN:
- 1 sudu besar minyak
- ½ bawang, dikupas dan dipotong dadu
- 1 keping akar halia, dikupas dan diparut atau dikisar
- 4 ulas bawang putih, kupas dan parut atau kisar
- 1 biji tomato, potong dadu
- 2 cili Thai, serrano, atau cayenne hijau, dicincang
- 1 sudu besar ketumbar kisar
- 1 sudu besar jintan halus
- 1 sudu kecil serbuk kunyit
- 1 sudu kecil pes asam jawa
- 1 sudu teh jaggery atau gula perang
- 1½ sudu teh garam laut kasar
- 3 cawan air
- 4 cawan lentil keseluruhan yang dimasak
- 1 cawan santan biasa atau ringan
- Jus ½ lemon
- 1 sudu besar cilantro segar yang dicincang, untuk hiasan

ARAHAN:
a) Panaskan minyak dalam periuk besar dan berat dengan api sederhana.
b) Masukkan bawang, dan masak selama 2 minit, atau sehingga bawang sedikit keperangan.
c) Masukkan akar halia dan bawang putih.
d) Masak selama satu minit lagi.

e) Masukkan tomato, cili, ketumbar, jintan manis, kunyit, asam jawa, jaggery, garam, dan air.
f) Didihkan, kemudian kecilkan api dan tutup selama 15 minit.
g) Masukkan lentil, dan santan.
h) Masukkan jus lemon dan ketumbar secukup rasa.

61. Kekacang Chana Masala

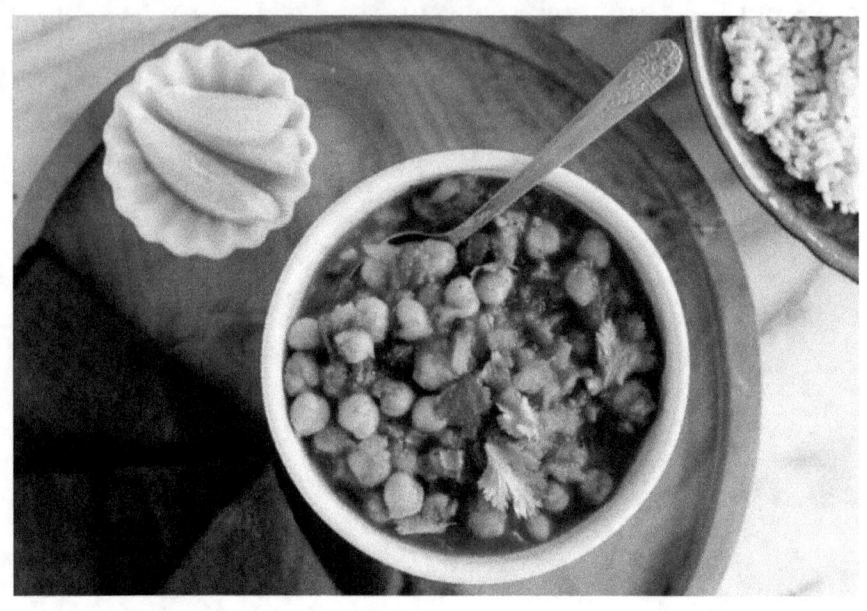

Membuat: 6 Hidangan

BAHAN-BAHAN:
- 2 sudu besar minyak
- 1 sudu teh biji jintan manis
- ½ sudu teh serbuk kunyit
- 2 sudu besar Chana Masala
- 1 biji bawang kuning atau merah, kupas dan potong dadu
- 1 keping akar halia, kupas dan parut atau kisar
- 4 ulas bawang putih, kupas dan parut atau kisar
- 2 biji tomato, potong dadu
- 2 cili Thai, serrano, atau cayenne hijau, dicincang
- 1 sudu teh serbuk cili merah atau cayenne
- 1 sudu besar garam laut kasar
- 1 cawan air
- 4 cawan kacang masak atau lentil

ARAHAN:
a) Panaskan minyak dalam kuali yang dalam dan berat dengan api sederhana.
b) Masukkan jintan, kunyit, dan Chana Masala dan masak selama 30 saat, atau sehingga biji mendesis.
c) Masukkan bawang dan masak selama kira-kira satu minit, atau sehingga lembut.
d) Masukkan akar halia dan bawang putih.
e) Masak selama satu minit lagi.
f) Masukkan tomato, cili hijau, serbuk cili merah, garam, dan air.

g) Didihkan, kemudian reneh selama 10 minit, atau sehingga semua bahan sebati.
h) Masak kacang atau lentil sehingga empuk.

62. Kacang dan Lentil yang Dimasak Perlahan

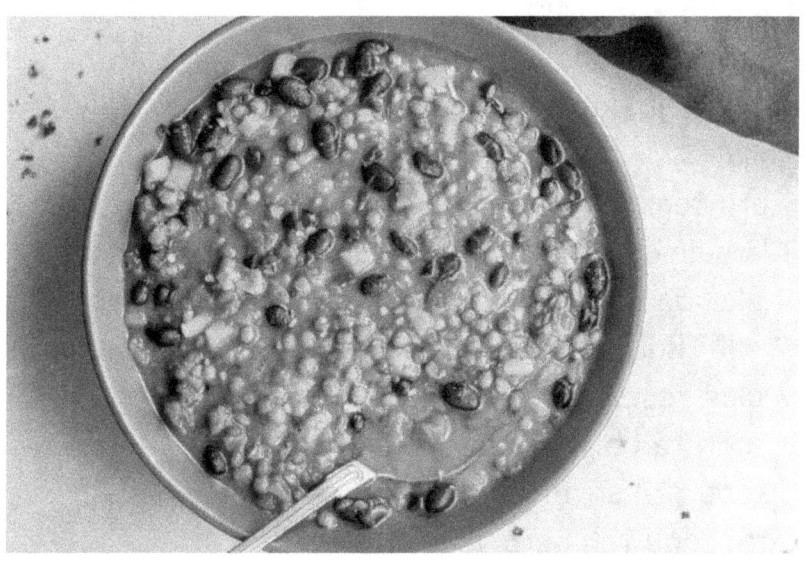

Membuat: 8

BAHAN-BAHAN:
- 2 cawan kacang lima kering, kutip dan basuh
- ½ bawang kuning atau merah, dikupas dan dicincang kasar
- 1 biji tomato, potong dadu
- 1 keping akar halia, kupas dan parut atau kisar
- 2 ulas bawang putih, kupas dan parut atau kisar
- 2 cili Thai, serrano, atau cayenne hijau, dicincang
- 3 ulas keseluruhan
- 1 sudu teh biji jintan manis
- 1 sudu teh serbuk cili merah atau cayenne
- satu sudu teh garam laut kasar
- ½ sudu teh serbuk kunyit
- ½ sudu teh garam masala
- 7 cawan air
- ¼ cawan cilantro segar yang dicincang

ARAHAN:
a) Dalam periuk perlahan, satukan semua bahan kecuali ketumbar.
b) Masak di atas api selama 7 jam, atau sehingga kacang telah pecah dan menjadi berkrim.
c) Keluarkan bunga cengkih.
d) Hiaskan dengan ketumbar segar.

63. Chana dan Belah Moong Dal dengan Serpihan Lada

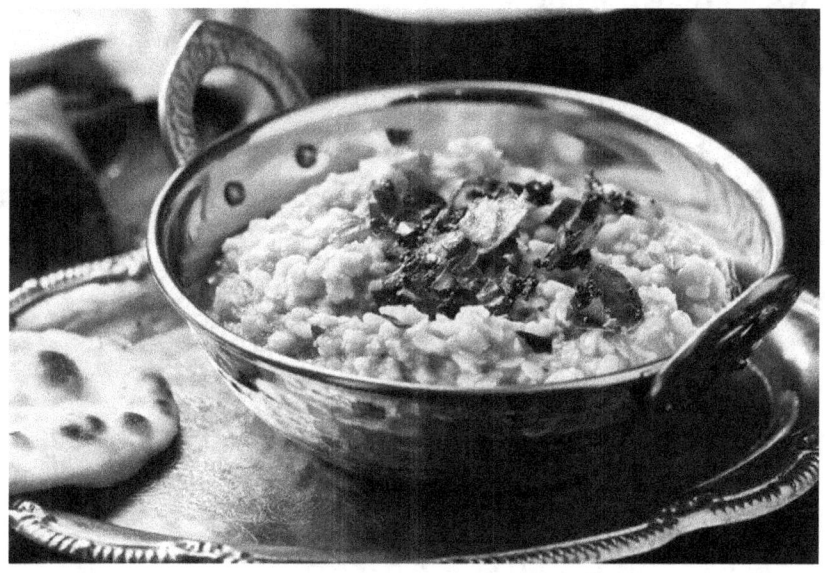

Membuat: 8 hidangan

BAHAN-BAHAN:
- 1 cawan gram yang dibelah, diambil dan dibasuh
- 1 cawan lentil hijau yang dibelah kering dengan kulit, diambil dan dibasuh
- ½ bawang kuning atau merah, dikupas dan dipotong dadu
- 1 keping akar halia, dikupas dan diparut atau dikisar
- 4 ulas bawang putih, kupas dan parut atau kisar
- 1 biji tomato, dikupas dan dipotong dadu
- 2 cili Thai, serrano, atau cayenne hijau, dicincang
- 1 sudu besar ditambah 1 sudu teh biji jintan manis, dibahagikan
- 1 sudu kecil serbuk kunyit
- 2 sudu kecil garam laut kasar
- 1 sudu teh serbuk cili merah atau cayenne
- 6 cawan air
- 2 sudu besar minyak
- 1 sudu kecil serpihan lada merah
- 2 sudu besar ketumbar segar dicincang

ARAHAN:
a) Dalam periuk perlahan, satukan gram belah, lentil hijau, bawang merah, akar halia, bawang putih, tomato, cili, 1 sudu besar jintan, kunyit, garam, serbuk cili merah dan air.
b) Masak selama 5 jam di atas api.
c) Menjelang penghujung masa memasak, dalam kuali cetek di atas api sederhana, panaskan minyak.

d) Campurkan baki 1 sudu teh jintan manis.
e) Masukkan kepingan lada merah setelah minyak panas.
f) Masak tidak lebih daripada 30 saat.
g) Toskan lentil dengan campuran ini dan ketumbar.
h) Hidangkan sebagai sup.

64. Beras Perang dan Adzuki Bean Dhokla

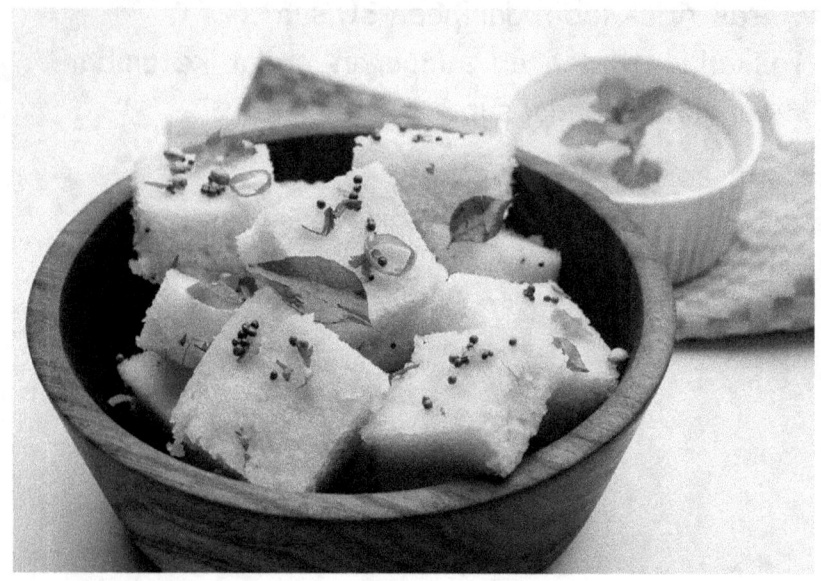

Membuat: 2 Dozen Petak

BAHAN-BAHAN
- $\frac{1}{2}$ cawan beras basmati perang dicuci, dan direndam
- $\frac{1}{2}$ cawan beras basmati putih dicuci, dan direndam
- $\frac{1}{2}$ cawan kacang adzuki utuh dengan kulit yang diambil, dibasuh dan direndam
- 2 sudu besar belah gram, direndam
- $\frac{1}{4}$ sudu teh biji fenugreek, direndam
- $\frac{1}{2}$ pakej 12-auns tauhu sutera lembut
- Jus 1 lemon
- 1 sudu teh garam laut kasar
- 1 cawan air
- $\frac{1}{2}$ sudu teh eno atau baking soda
- $\frac{1}{2}$ sudu teh serbuk cili merah, cayenne, atau paprika
- 1 sudu besar minyak
- 1 sudu teh biji sawi coklat atau hitam
- 15-20 helai daun kari, dihiris kasar
- 2 cili Thai, serrano, atau cayenne hijau, dibuang batangnya, dihiris memanjang

ARAHAN:
a) Satukan adunan beras dan lentil, tauhu, jus lemon, garam, dan air dalam pengisar sehingga rata.
b) Tuang adunan ke dalam mangkuk adunan besar.
c) Ketepikan adunan selama 3 jam.
d) Panaskan minyak dalam kuali yang besar dan segi empat sama.
e) Taburkan eno atau baking soda di bahagian bawah dan kacau perlahan-lahan 2 atau 3 kali.

f) Ratakan adunan dalam loyang yang telah disediakan.
g) Dalam dandang berganda yang cukup besar untuk menampung kuali persegi anda, masak sedikit air sehingga mendidih.
h) Perlahan-lahan letakkan kuali persegi di bahagian atas dandang berganda.
i) Kukus selama 15 minit, bertutup.
j) Keluarkan kuali segi empat sama dari dandang berganda.
k) Potong dhokla menjadi empat segi dan susunkannya di atas pinggan dalam bentuk piramid.
l) Taburkan dengan cili merah, lada cayenne, atau paprika.
m) Panaskan sedikit minyak dalam kuali tumis dengan api sederhana
n) Campurkan biji sawi.
o) Masukkan daun kari dan cili apabila ia mula meletop.
p) Tuangkan adunan ini ke atas dhokla secara merata.
q) Hidangkan segera dengan pudina, ketumbar atau chutney kelapa di sebelah.

65. Kacang Hijau dan Nasi dengan Sayuran

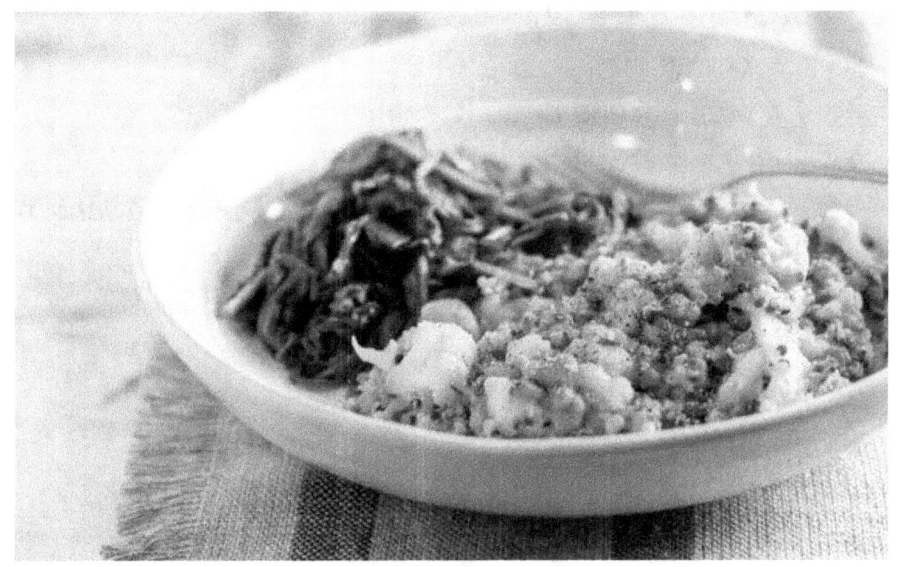

Membuat: 4 Hidangan

BAHAN-BAHAN:
- 4 $\frac{1}{2}$ cawan air
- $\frac{1}{2}$ cawan kacang hijau keseluruhan, dibilas
- $\frac{1}{2}$ cawan beras basmati, dibilas
- 1 biji bawang besar, cincang dan 3 ulas bawang putih, dikisar
- $\frac{3}{4}$ cawan akar halia yang dikisar halus
- 3 cawan sayur cincang
- 2 sudu besar minyak kacang tanah
- $\frac{3}{4}$ sudu besar kunyit
- $\frac{1}{4}$ sudu teh cili merah kering ditumbuk
- $\frac{1}{4}$ sudu teh lada hitam dikisar
- $\frac{1}{2}$ sudu teh ketumbar
- $\frac{1}{2}$ sudu teh jintan manis
- $\frac{1}{2}$ sudu teh garam

ARAHAN:
a) Masak kacang hijau dalam air mendidih sehingga mereka mula pecah.
b) Masak selama 15 minit lagi, kacau sekali-sekala, selepas menambah nasi.
c) Masukkan sayur.
d) Dalam kuali tumis, panaskan minyak kacang tanah dan tumis bawang besar, bawang putih, dan halia hingga jernih.
e) Masukkan rempah dan teruskan masak selama 5 minit, kacau sentiasa.

f) Satukan dengan nasi dan kacang yang telah dimasak.
●

66. Tumis Sayur

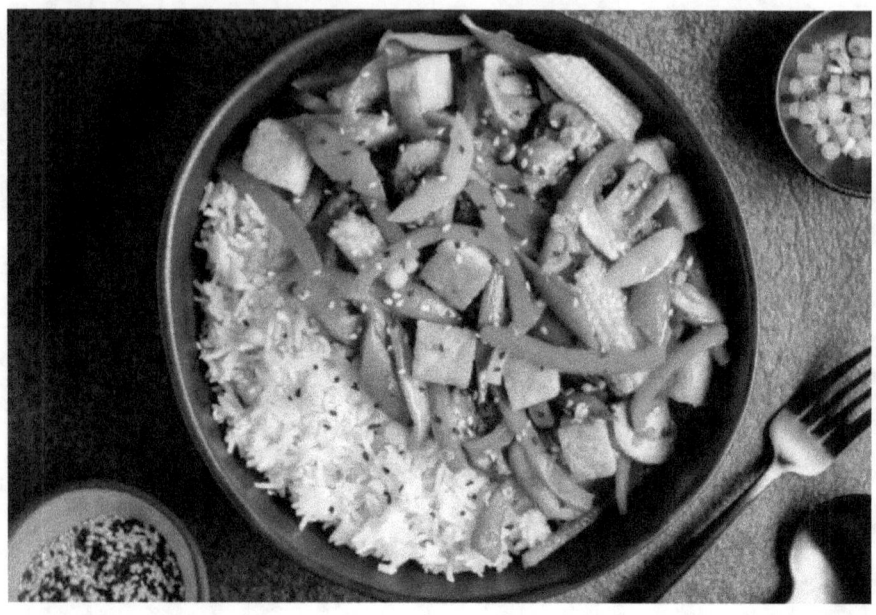

Membuat: 4 Hidangan

BAHAN-BAHAN:
- 3 cawan sayur cincang
- 2 sudu teh halia parut
- 1 sudu teh minyak
- ¼ sudu teh asafoetida
- 1 sudu besar kicap
- Herba segar

ARAHAN:
a) Panaskan minyak dalam kuali.
b) Masukkan asafoetida dan halia selama 30 saat.
c) Masukkan sayur-sayuran, dan goreng selama satu minit, kemudian tambahkan percikan air, tutup, dan masak.
d) Masukkan kicap, gula, dan garam.
e) Masak, ditutup sehingga hampir masak.
f) Keluarkan penutup dan teruskan masak selama beberapa minit.
g) Masukkan herba segar.

67. Kacang ayam dan pasta Sepanyol

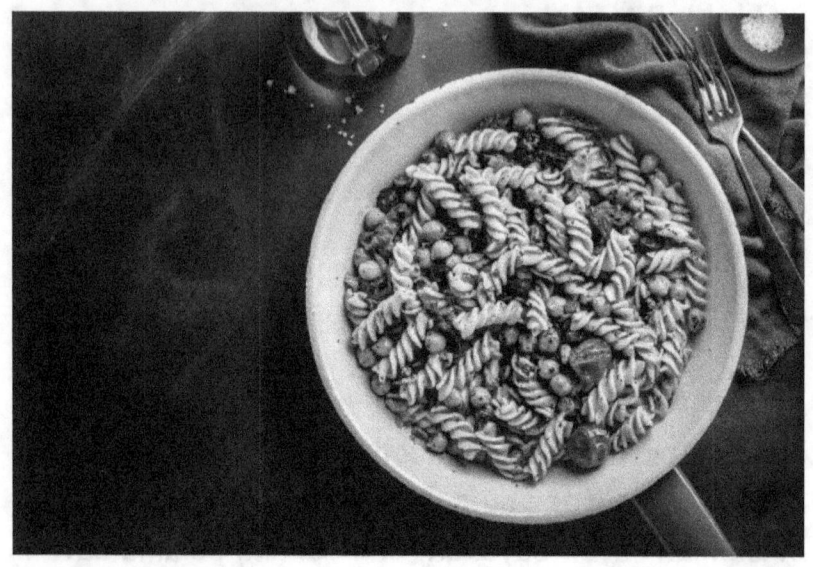

Membuat: 4

BAHAN-BAHAN:
- 2 sudu besar minyak zaitun
- 2 ulas bawang putih, dikisar
- ½ sudu besar paprika salai
- 1 Sudu besar jintan halus
- ½ sudu besar oregano kering
- ¼ Sudu besar lada cayenne
- Lada hitam yang baru retak
- 1 biji bawang kuning
- 2 cawan pasta tanpa gluten vegan yang belum dimasak
- 15-auns tin tomato dipotong dadu
- 15-auns tin hati articok suku
- Kacang ayam tin 19 auns
- 1.5 cawan sup sayur-sayuran
- ½ sudu besar garam
- ¼ tandan pasli segar, dicincang
- 1 lemon segar

ARAHAN:
a) Letakkan bawang putih dalam kuali besar dengan minyak zaitun.
b) Reneh selama 2 minit, atau sehingga sayur-sayuran lembut dan wangi.
c) Dalam kuali, masukkan paprika salai, jintan manis, oregano, lada cayenne, dan lada hitam yang baru retak.
d) Kacau rempah dalam minyak panas selama satu minit lagi.

e) Masukkan bawang ke dalam kuali, potong dadu.
f) Masak sehingga bawang lembut dan lut sinar.
g) Masukkan pasta dan masak selama 2 minit lagi.
h) Toskan kacang ayam dan hati articok sebelum memasukkannya ke dalam kuali dengan tomato dadu, sup sayur-sayuran dan setengah sudu teh garam.
i) Masukkan pasli ke dalam kuali, simpan sedikit untuk ditaburkan ke atas hidangan yang telah siap.
j) Kacau semua bahan dalam kuali hingga sebati.
k) Didihkan, kemudian kecilkan hingga mendidih selama 20 minit.
l) Tanggalkan tudung, gebu dengan garpu, dan hiaskan dengan baki pasli cincang.
m) Potong lemon menjadi kepingan dan perahkan jus ke atas setiap hidangan.

68. Pasta Tanpa Kubah

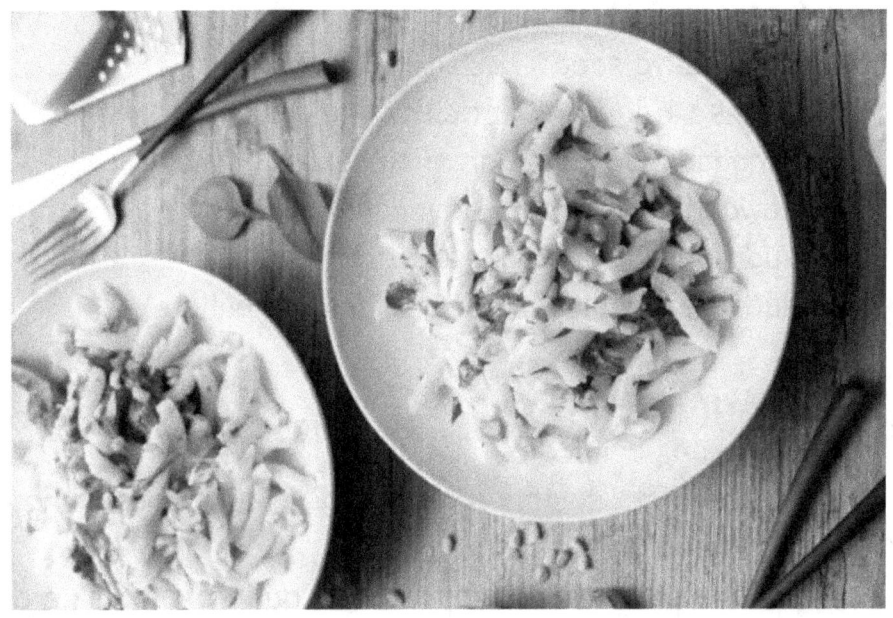

Membuat: 4 Hidangan

BAHAN-BAHAN:
- 8 auns pasta soba
- 14-auns tin jantung articok, dicincang
- 1 genggam pudina segar, dicincang
- ½ cawan bawang hijau dicincang
- 2 sudu besar biji bunga matahari
- 4 sudu besar minyak zaitun dara tambahan

ARAHAN:
a) Didihkan periuk air.
b) Masak pasta selama 8 hingga 12 minit, bergantung pada arahan pakej.
c) Apabila pasta telah siap, toskan dan masukkan ke dalam mangkuk.
d) Satukan articok, pudina, bawang hijau, dan biji bunga matahari dalam mangkuk adunan.
e) Lumurkan dengan minyak zaitun dan gaul hingga sebati.

69. Risotto Beras Perang

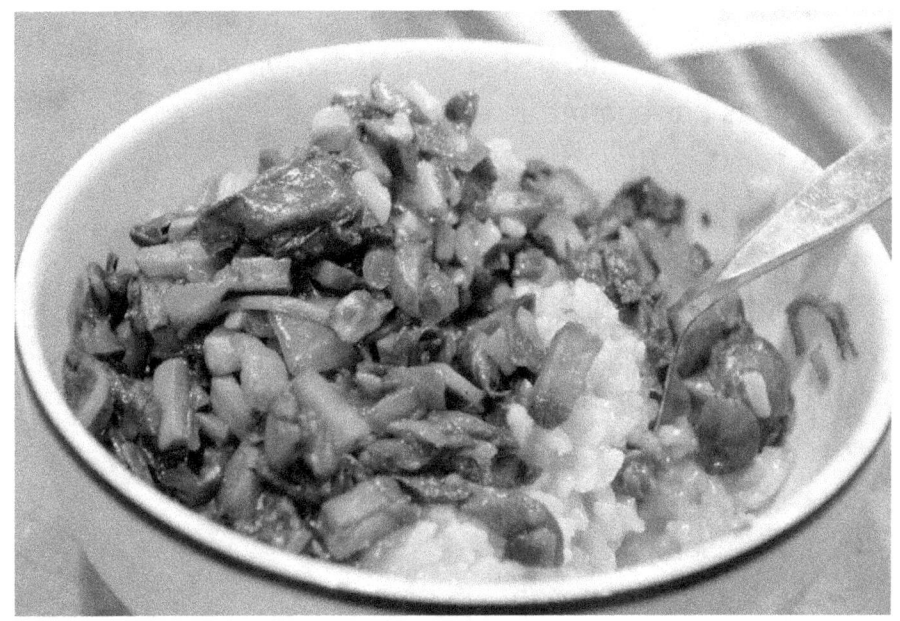

Membuat: 4 Hidangan

BAHAN-BAHAN:
- 1 sudu besar minyak zaitun extra-virgin
- 2 ulas bawang putih, dikisar
- 1 tomato, dicincang
- 3 genggam anak bayam
- 1 cawan cendawan, dicincang
- 2 cawan kuntum brokoli
- Garam dan lada sulah, secukup rasa
- 2 cawan beras perang masak
- Cubit kunyit

UNTUK BERKHIDMAT
- Parmesan parut
- Serpihan cili merah

ARAHAN:
a) Panaskan minyak dalam kuali dengan api sederhana.
b) Tumis bawang putih hingga mula kekuningan.
c) Campurkan tomato, bayam, cendawan, dan brokoli bersama garam dan lada; masak hingga sayur empuk.
d) Masukkan beras dan kunyit, biarkan jus sayuran meresap ke dalam nasi.
e) Hidangkan hangat atau sejuk, dengan Parmesan dan kepingan lada merah.

70. Quinoa Tabbouleh

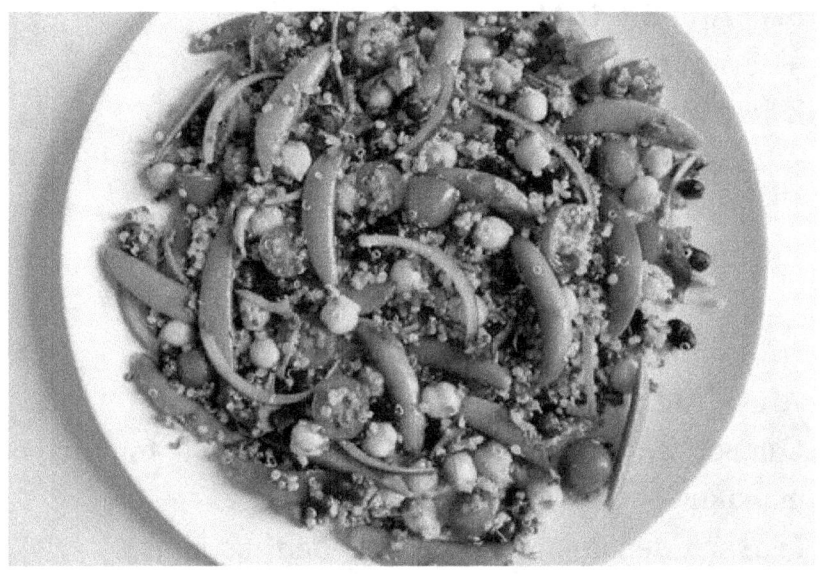

Membuat: 2 Hidangan

BAHAN-BAHAN:
- ½ cawan quinoa masak
- 2 tandan pasli, dicincang halus
- ½ bawang putih, potong dadu
- 1 biji tomato, potong dadu
- 1 sudu besar minyak zaitun extra-virgin
- Jus 1 lemon

ARAHAN:
a) Campurkan quinoa, pasli, bawang, dan tomato dalam mangkuk.
b) Hiaskan dengan minyak zaitun dan jus lemon.
c) Kacau dan nikmati.

71. Millet, Beras, dan Delima

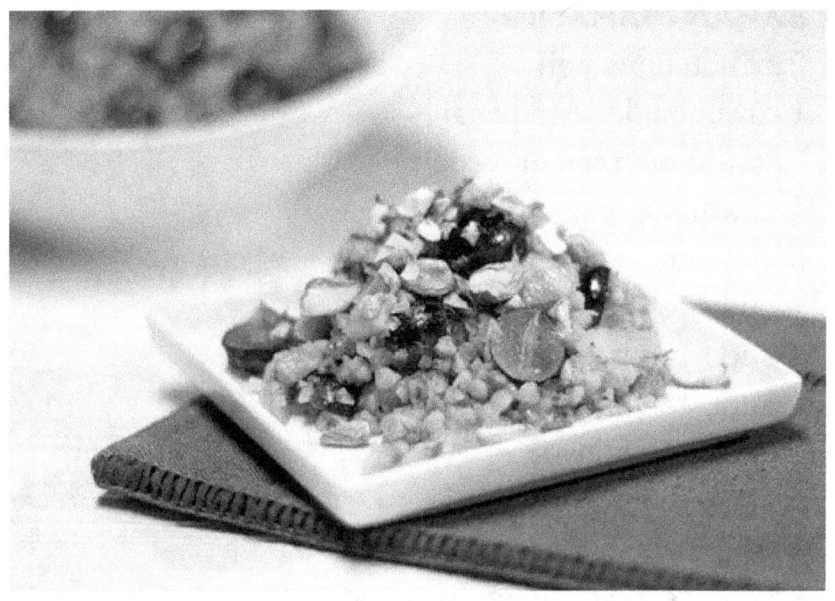

Membuat: 2 Hidangan

BAHAN-BAHAN:
- 2 cawan nipis poh
- 1 cawan millet atau nasi
- 1 cawan buttermilk vegan
- ½ cawan kepingan delima
- 5-6 helai daun kari
- ½ sudu teh biji sawi
- ½ sudu teh biji jintan manis
- ⅛ sudu teh asafoetida
- 5 sudu teh minyak
- Gula secukup rasa
- Garam secukup rasa
- Kelapa segar atau kering - dicincang
- Daun ketumbar segar

ARAHAN:
a) Panaskan minyak kemudian masukkan biji sawi.
b) Masukkan biji jintan manis, asafoetida, dan daun kari apabila ia muncul.
c) Letakkan poh dalam mangkuk.
d) Campurkan campuran rempah minyak, gula, dan garam.
e) Apabila pohe telah sejuk, gabungkan dengan yogurt, ketumbar dan kelapa.
f) Hidangkan dihiasi dengan ketumbar dan kelapa.

KURSUS UTAMA: KARI

72. Kari labu dengan biji pedas

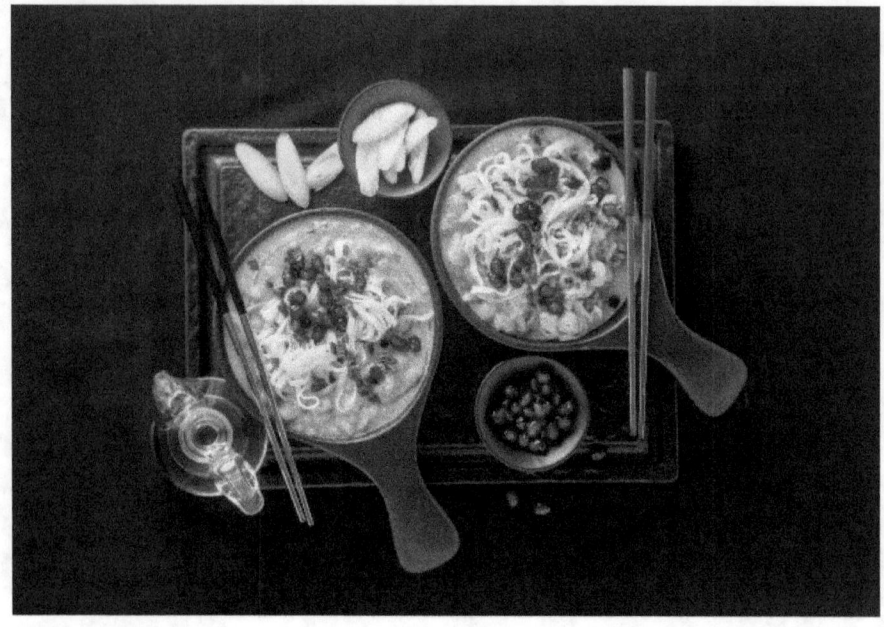

Membuat: 4 Hidangan

BAHAN-BAHAN:
- 3 cawan labu - potong kecil
- ¼ sudu besar biji fenugreek
- ¼ sudu besar biji adas
- 2 sudu besar minyak
- Cubit asafoetida
- 5-6 helai daun kari
- ½ sudu besar halia parut
- Daun ketumbar segar
- 1 Sudu besar pes asam jawa
- ½ sudu besar biji sawi
- ½ sudu besar biji jintan manis
- 2 Sudu Besar - kelapa kering, dikisar
- 2 Sudu besar kacang tanah panggang
- Garam dan gula perang atau jaggery secukup rasa

ARAHAN:
a) Dalam periuk kecil, panaskan minyak dan masukkan biji sawi.
b) Masukkan jintan manis, fenugreek, asafoetida, halia, daun kari dan adas apabila ia muncul.
c) Tumis selama 30 saat.
d) Masukkan labu dan garam.
e) Tuangkan pes asam jawa atau air yang mengandungi pulpa.
f) Masukkan gula pasir dan gula merah.
g) Campurkan kelapa kisar dan serbuk kacang.

h) Masak selama beberapa minit lagi.
i) Hiaskan dengan ketumbar.

73. Kari Bendi

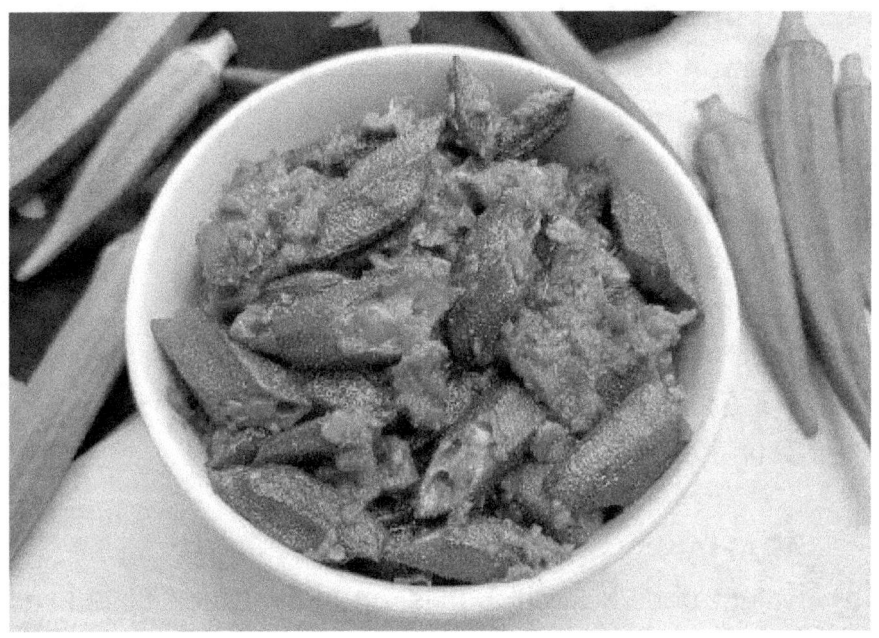

Membuat: 4 Hidangan

BAHAN-BAHAN:
- 2 cawan okra, potong satu cm
- 2 sudu besar halia parut
- 1 Sudu besar biji sawi
- ½ sudu besar biji jintan manis
- 2 sudu besar minyak
- Garam secukup rasa
- Cubit asafoetida
- 2-3 Sudu besar serbuk kacang tanah panggang
- Daun ketumbar

ARAHAN:
a) Dalam periuk kecil, panaskan minyak dan masukkan biji sawi.
b) Apabila mereka mula meletus, masukkan jintan manis, asafoetida, dan halia.
c) Kacau bendi dan garam sehingga ia lembut.
d) Masak selama 30 saat lagi selepas memasukkan serbuk kacang.
e) Hiaskan dengan daun ketumbar sebelum dihidangkan.

74. Kari Kelapa Sayur

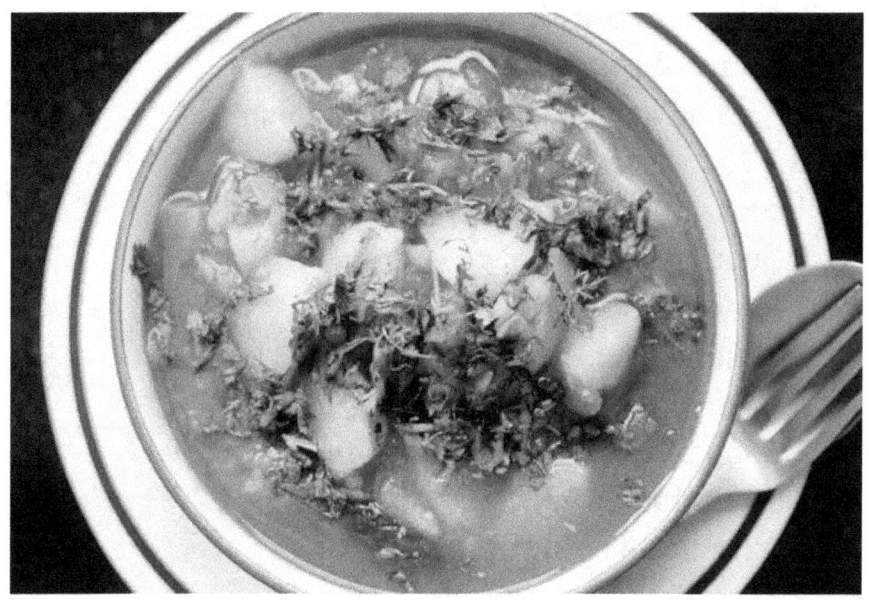

Membuat: 4 Hidangan

BAHAN-BAHAN:
- Kentang 2 saiz, potong kiub
- 1½ cawan kembang kol, potong bunga
- 3 biji tomato r dihiris
- 1 sudu besar minyak
- 1 Sudu besar biji sawi
- 1 Sudu besar biji jintan manis
- 5-6 helai daun kari
- Cubit kunyit
- 1 Sudu besar halia parut
- Daun ketumbar segar
- Garam secukup rasa
- Kelapa segar atau kering - dicincang

ARAHAN:
a) Panaskan minyak dan masukkan biji sawi.
b) Masukkan rempah yang tinggal dan masak selama 30 saat.
c) Masukkan bunga kobis, tomato, dan kentang, bersama sedikit air, tutup, dan renehkan sehingga empuk, kacau sekali-sekala.
d) Campurkan kelapa, garam, dan daun ketumbar.

75. Kari Sayur Asas

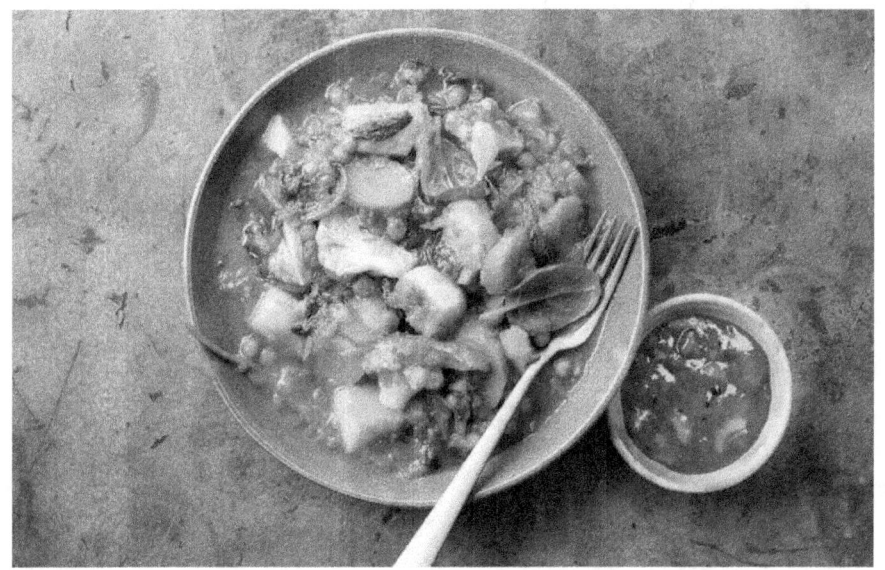

Membuat: 4 Hidangan

BAHAN-BAHAN:
- 250gm sayur-sayuran, dicincang
- 1 sudu teh minyak
- ½ sudu teh biji sawi
- ½ sudu teh biji jintan manis
- Cubit asafoetida
- 4-5 helai daun kari
- ¼ sudu teh kunyit
- ½ sudu teh serbuk ketumbar
- Secubit serbuk cili
- Halia parut
- Daun ketumbar segar
- Gula/gula merah dan garam secukup rasa
- Kelapa segar atau kering

ARAHAN:
a) Panaskan minyak dan masukkan biji sawi.
b) Masukkan jintan manis, halia, dan baki rempah apabila ia muncul.
c) Masukkan sayur dan masak hingga empuk.
d) Masukkan sedikit air, tutup periuk dan renehkan.
e) Masukkan gula, garam, kelapa, dan ketumbar selepas sayur masak.

76. Kacang Hitam dan Kari Kelapa

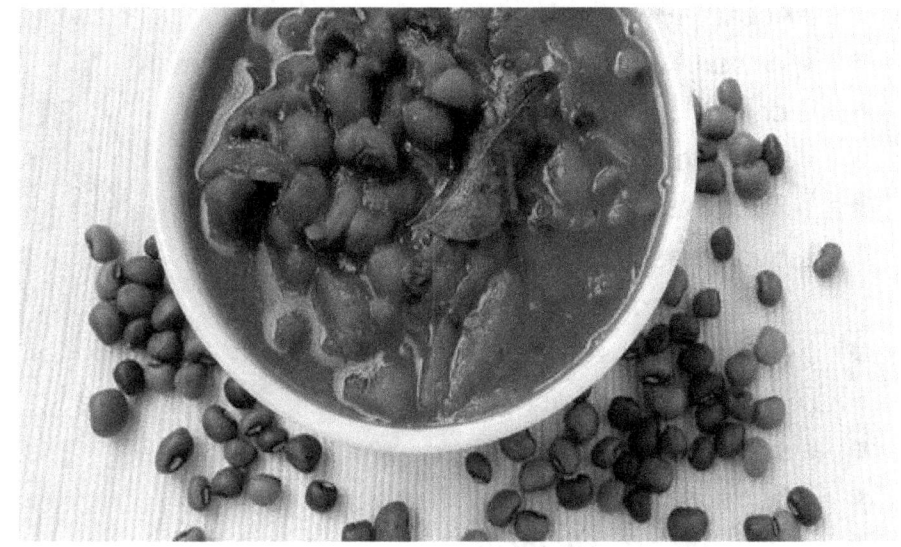

Membuat: 4 Hidangan

BAHAN-BAHAN:
- ½ cawan kacang hitam, direndam semalaman
- 2 cawan air
- 1 sudu besar minyak
- 1 Sudu besar biji sawi
- 1 Sudu besar biji jintan manis
- 1 Sudu besar asafoetida
- 1 Sudu besar halia parut
- 5-6 helai daun kari
- 1 sudu besar kunyit
- 1 Sudu besar serbuk ketumbar
- 2 biji tomato, dicincang
- 2 Sudu besar serbuk kacang tanah panggang
- Daun ketumbar segar
- Kelapa segar, parut
- Gula dan garam secukup rasa

ARAHAN:
a) Masak kacang dalam periuk tekanan atau periuk di atas dapur.
b) Dalam periuk kecil, panaskan minyak dan masukkan biji sawi.
c) Masukkan biji jintan manis, asafoetida, halia, daun kari, kunyit, dan serbuk ketumbar apabila ia muncul.
d) Campurkan serbuk kacang tanah panggang dan tomato.
e) Masukkan kacang dan air.

f) Teruskan kacau sekali-sekala sehingga makanan betul-betul masak.

g) Perasakan dengan gula dan garam, dan atas dengan daun ketumbar dan kelapa.

77. Kari Kelapa Bunga Kobis

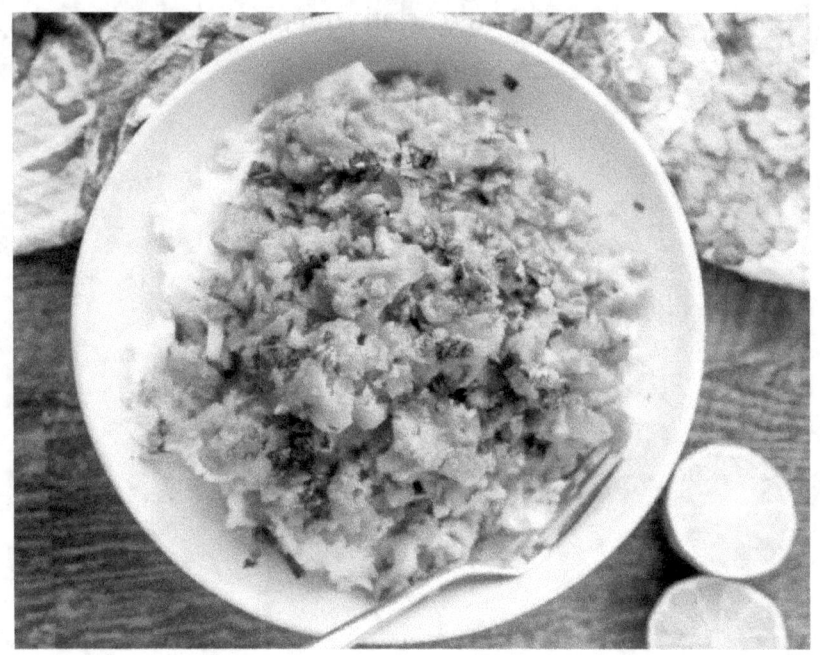

Membuat: 4 Hidangan

BAHAN-BAHAN:
- 3 cawan bunga kobis - potong bunga
- 2 biji tomato - dihiris
- 1 sudu teh minyak
- 1 sudu kecil biji sawi
- 1 sudu kecil biji jintan manis
- Cubit kunyit
- 1 sudu kecil halia parut
- Daun ketumbar segar
- Garam secukup rasa
- Kelapa segar atau kering - dicincang

ARAHAN:
a) Panaskan minyak dan masukkan biji sawi.
b) Masukkan rempah yang tinggal dan masak selama 30 saat.
c) Masukkan tomato dan masak selama 5 minit.
d) Masukkan bunga kobis dan sedikit air, tutup, dan masak, kacau sekali-sekala, sehingga lembut.
e) Masukkan kelapa, garam, dan daun ketumbar.

78. Kembang kol dan Kari Kentang

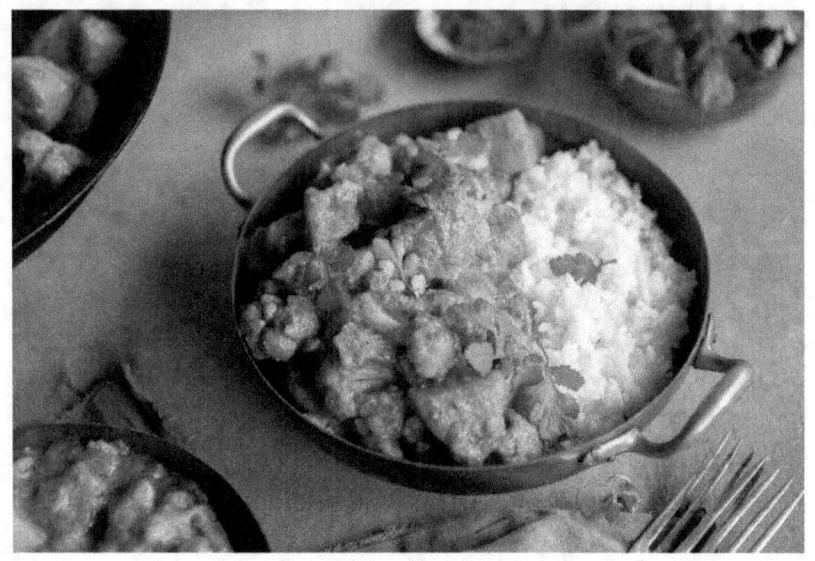

Membuat: 4 Hidangan

BAHAN-BAHAN:
- 2 cawan kembang kol, potong bunga
- Kentang 2 saiz, potong kiub
- 1 sudu teh minyak
- 1 sudu kecil biji sawi
- 1 sudu kecil biji jintan manis
- 5-6 helai daun kari
- Cubit kunyit
- 1 sudu kecil halia parut
- Daun ketumbar segar
- Garam secukup rasa
- Kelapa segar atau kering - dicincang
- Jus lemon - secukup rasa

ARAHAN:
a) Panaskan minyak dan masukkan biji sawi.
b) Masukkan rempah yang tinggal dan masak selama 30 saat.
c) Masukkan bunga kobis dan kentang, bersama sedikit air, dan tutup dan renehkan sehingga hampir masak, kacau sekali-sekala.
d) Buka tutup, dan masak sehingga sayur-sayuran empuk dan airnya sejat.
e) Masukkan kelapa, garam, daun ketumbar dan jus lemon.

79. Kentang, Kembang Kol, dan Kari Tomato

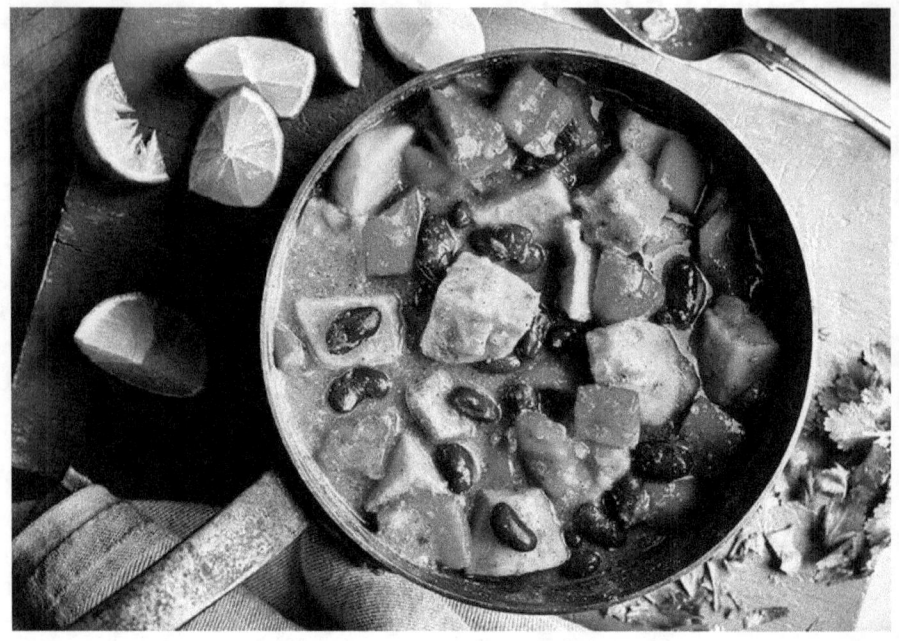

Membuat: 3-4 Hidangan

BAHAN-BAHAN:
- 2 biji kentang, potong dadu
- 1½ cawan kembang kol, potong bunga
- 3 biji tomato, potong kecil
- 1 sudu teh minyak
- 1 sudu kecil biji sawi
- 1 sudu kecil biji jintan manis
- 6 helai daun kari
- Cubit kunyit
- 1 sudu kecil halia parut
- Daun ketumbar segar
- Garam secukup rasa
- Kelapa segar atau kering - dicincang

ARAHAN:
a) Panaskan minyak dan masukkan biji sawi.
b) Masukkan rempah yang tinggal dan masak selama 30 saat.
c) Reneh, kacau sekali-sekala.
d) Masukkan bunga kobis, tomato, kentang, dan air.
e) Selesai dengan kelapa, garam, dan daun ketumbar.

80. Kari Lentil dan Sayur Campur

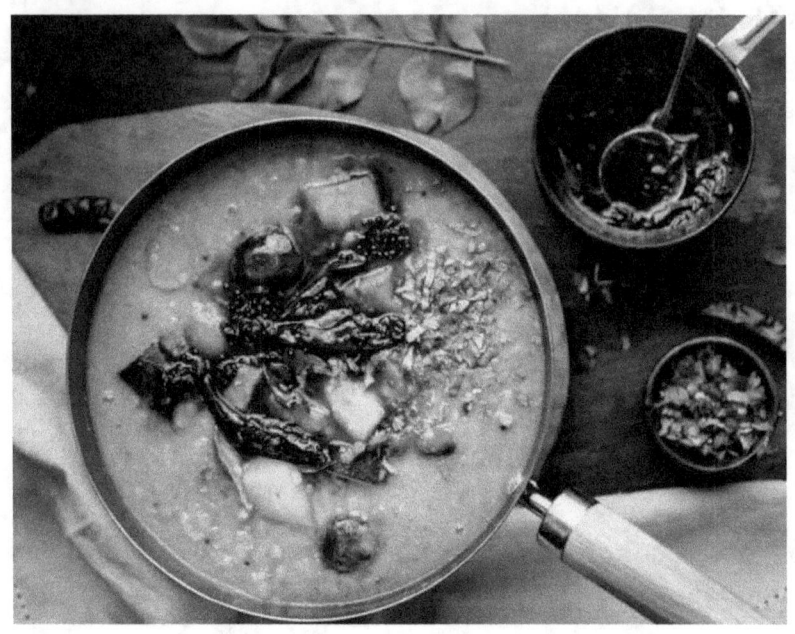

Membuat: 4 Hidangan

BAHAN-BAHAN:
- ¼ cawan toor atau mung dal
- ½ cawan sayur - dihiris
- 1 cawan air
- 2 sudu teh minyak
- ½ sudu teh biji jintan manis
- ½ sudu teh halia parut
- 5-6 helai daun kari
- 2 biji tomato - dihiris
- Lemon atau asam jawa secukup rasa
- Jaggery secukup rasa
- ½ garam atau secukup rasa
- Sambhar masala
- Daun ketumbar
- Kelapa segar atau kering

ARAHAN:
a) Dalam periuk tekanan, masak toor dal dan sayur-sayuran selama 20 minit.
b) Panaskan minyak dalam kuali yang berasingan dan masukkan biji jintan manis, halia, dan daun kari.
c) Masak selama 34 minit selepas memasukkan tomato.
d) Masukkan campuran sambhar masala dan dal sayuran.
e) Didihkan sebentar, kemudian masukkan asam jawa atau limau nipis, jaggery, dan garam.
f) Rebus selama 23 minit lagi.
g) Hiaskan dengan kelapa dan ketumbar.

81. Kari Tomato

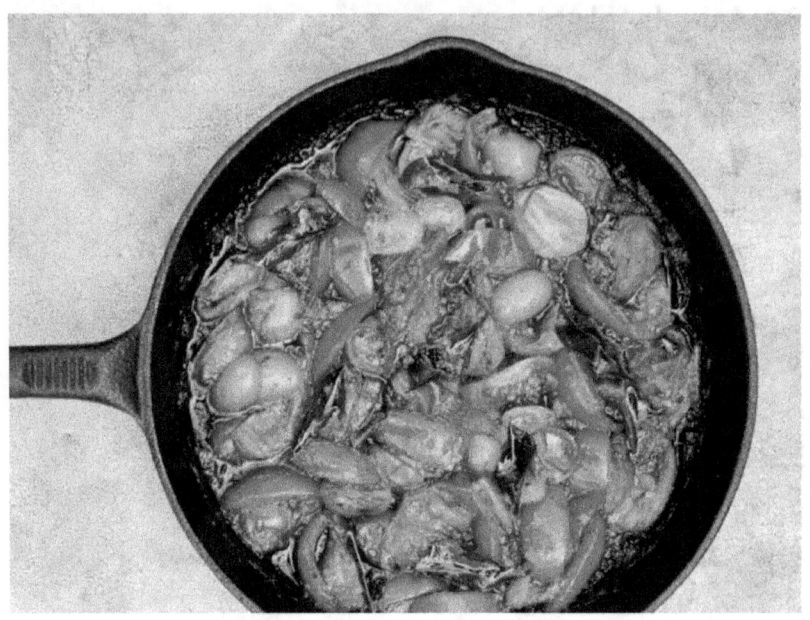

Membuat: 4 Hidangan

BAHAN-BAHAN:
- 250 gm tomato, dicincang
- 1 sudu teh minyak
- ½ sudu teh biji sawi
- ½ sudu teh biji jintan manis
- 4-5 helai daun kari
- Cubit kunyit
- Cubit asafoetida
- 1 sudu kecil halia parut
- 1 biji kentang - masak dan tumbuk
- 1 hingga 2 Sudu besar serbuk kacang tanah panggang
- 1 sudu besar kelapa kering
- Gula dan garam secukup rasa
- Daun ketumbar

ARAHAN:
a) Dalam periuk kecil, panaskan minyak dan masukkan biji sawi.
b) Masukkan jintan manis, daun kari, kunyit, asafoetida, dan halia.
c) Masukkan tomato dan kacau sekali sekala hingga masak.
d) Masukkan kentang tumbuk, serbuk kacang panggang, gula, garam, dan kelapa.
e) Masak selama 1 minit lagi.
f) Hiaskan dengan daun ketumbar segar dan hidangkan.

82. Kari Labu Putih

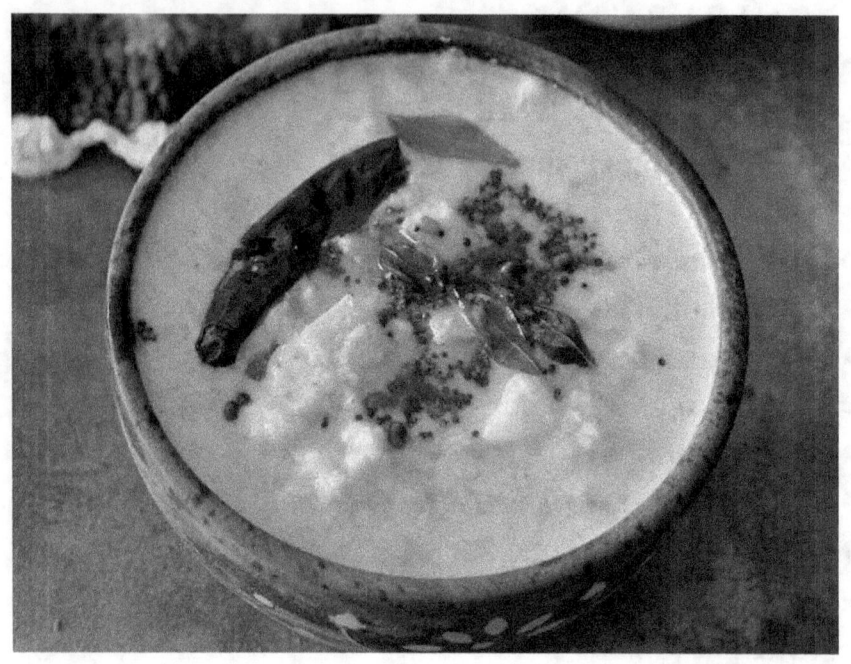

Membuat: 4 Hidangan

BAHAN-BAHAN:
- 250 g ra ms labu putih
- 1 sudu teh minyak
- ½ sudu teh biji sawi
- ½ sudu teh biji jintan manis
- 4-5 helai daun kari
- Cubit kunyit
- Cubit asafoetida
- 1 sudu kecil halia parut
- 1 hingga 2 Sudu besar serbuk kacang tanah panggang
- Gula merah dan garam secukup rasa

ARAHAN:
a) Dalam periuk kecil, panaskan minyak dan masukkan biji sawi.
b) Masukkan jintan manis, daun kari, kunyit, asafoetida, dan halia.
c) Masukkan labu putih dan sedikit air, tutup, dan masak, kacau sekali-sekala, sehingga labu empuk.
d) Masak selama satu minit lagi selepas menambah serbuk kacang panggang, gula, dan garam.

83. Tembikai Musim Sejuk Kari

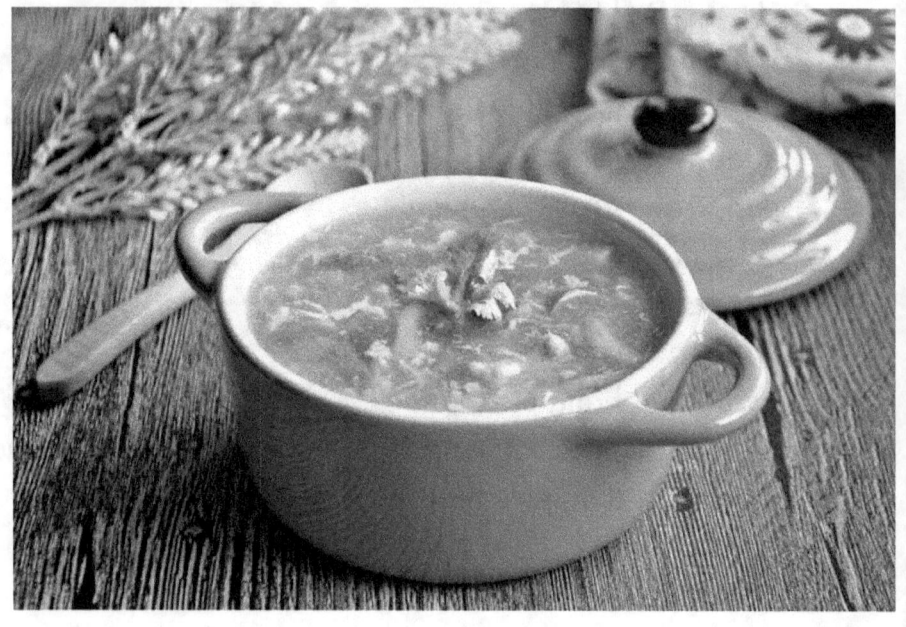

Membuat: 3 Hidangan

BAHAN-BAHAN:
- 2 sudu besar minyak
- ½ sudu teh asafoetida
- 1 sudu kecil biji jintan manis
- ½ sudu teh serbuk kunyit
- 1 tembikai musim sejuk, kulit dibiarkan, dipotong dadu
- 1 biji tomato, potong dadu

ARAHAN:
a) Panaskan minyak dalam kuali yang dalam dan berat dengan api sederhana.
b) Masukkan asafoetida, jintan manis, dan kunyit dan masak selama 30 saat, atau sehingga biji berdesis.
c) Tambah tembikai musim sejuk.
d) Masukkan tomato, dan reneh selama 15 minit.
e) Keluarkan kuali dari api.
f) Laraskan penutup untuk menutup kuali sepenuhnya dan ketepikan selama 10 minit.

84. Kari Berinspirasikan Sambhar Dapur

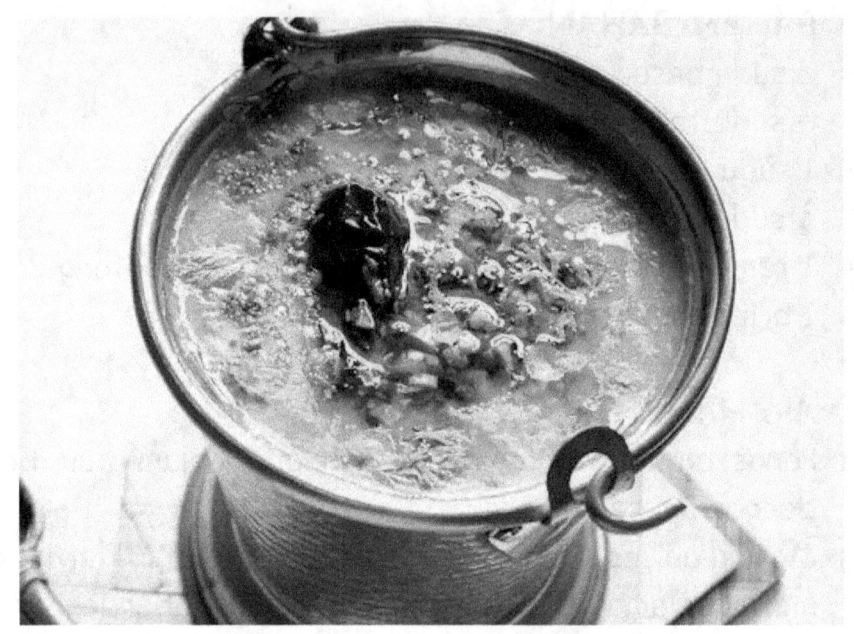

Membuat: 9

BAHAN-BAHAN:
- 2 cawan kacang masak atau lentil
- 9 cawan air
- 1 kentang, dikupas dan dipotong dadu
- 1 sudu kecil pes asam jawa
- 5 cawan sayur-sayuran, potong dadu dan julienned
- 2 sudu besar Sambhar Masala
- 1 sudu besar minyak
- 1 sudu teh serbuk asafoetida
- 1 sudu besar biji sawi hitam
- 5-8 biji cili merah kering, dicincang kasar
- 8-10 helai daun kari segar, dicincang kasar
- 1 sudu teh serbuk cili merah atau cayenne
- 1 sudu besar garam laut kasar

ARAHAN:
a) Satukan kacang atau lentil, air, kentang, asam jawa, sayur-sayuran, dan Sambhar Masala dalam periuk dengan api sederhana.
b) Biarkan mendidih.
c) Rebus selama 15 minit, atau sehingga sayur layu dan lembut.
d) Panaskan minyak dalam kuali dengan api sederhana.
e) Masukkan asafoetida dan biji sawi.
f) Sebaik biji mula timbul, masukkan cili merah dan daun kari.
g) Masak selama 2 minit lagi, kacau kerap.

h) Apabila daun kari mula perang dan melengkung, masukkannya ke dalam lentil.
i) Masak selama 5 minit lagi.
j) Masukkan garam dan serbuk cili merah.

85. Kacang Kari Punjabi & Lentil

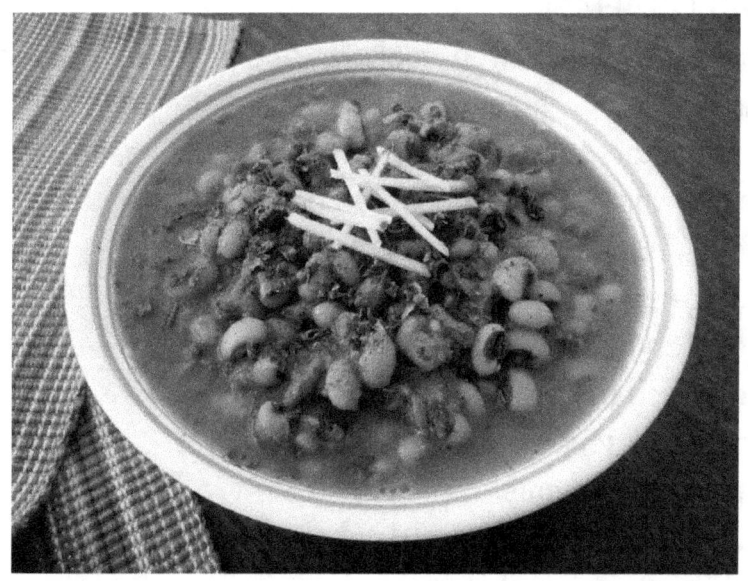

Membuat: 7

BAHAN-BAHAN:
- 1 bawang kuning atau merah, dikupas dan dicincang kasar
- 1 keping akar halia, dikupas dan dicincang kasar
- 4 ulas bawang putih, kupas dan potong
- 2-4 cili Thai, serrano atau cayenne hijau
- 2 sudu besar minyak
- ½ sudu teh asafoetida
- 2 sudu kecil biji jintan manis
- 1 sudu kecil serbuk kunyit
- 1 batang kayu manis
- 2 ulas keseluruhan
- 1 buah buah pelaga hitam
- 2 biji tomato, kupas dan potong dadu
- 2 sudu besar pes tomato
- 2 cawan lentil masak
- 2 cawan kacang masak
- 2 cawan air
- 2 sudu kecil garam laut kasar
- 2 sudu teh garam masala
- 1 sudu teh serbuk cili merah atau cayenne
- 2 sudu besar ketumbar segar cincang

ARAHAN:
a) Kisar bawang merah, akar halia, bawang putih dan cili ke dalam pes berair dalam pemproses makanan.
b) Panaskan minyak dalam kuali yang dalam dan berat dengan api sederhana.

c) Masukkan asafoetida, jintan manis, kunyit, kayu manis, cengkih, dan buah pelaga ke dalam kuali.
d) Masak selama 30 saat, atau sehingga adunan berdesing.
e) Masukkan pes bawang perlahan-lahan.
f) Masak sehingga keperangan, kira-kira 2 minit, kacau sekali-sekala.
g) Masukkan tomato, pes tomato, lentil dan kacang, air, garam, garam masala, dan cili merah.
h) Didihkan adunan, kemudian kecilkan api dan teruskan masak selama 10 minit.
i) Keluarkan semua rempah.
j) Hidangkan dengan ketumbar.

86. Kari Bayam, Skuasy & Tomato

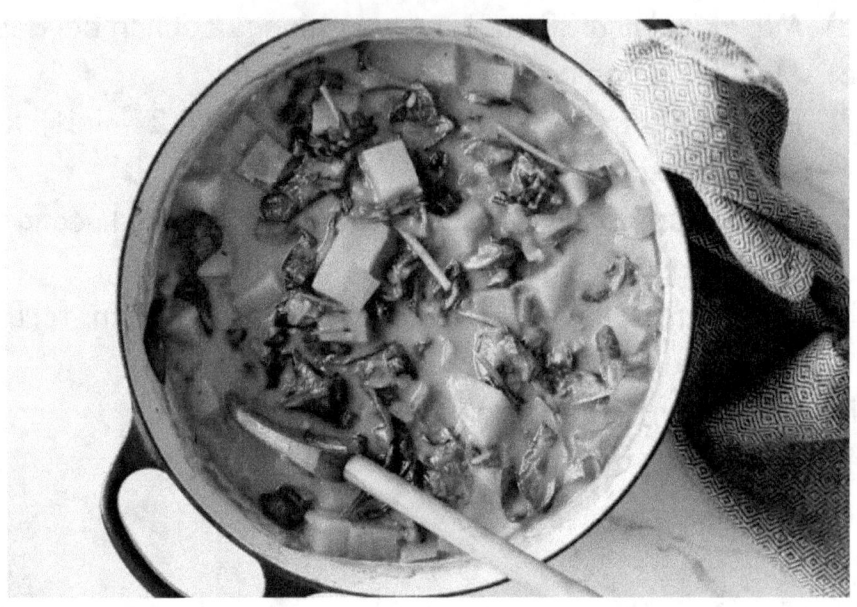

Membuat: 4

BAHAN-BAHAN:
- 2 sudu besar minyak kelapa dara atau tidak ditapis
- ½ bawang kuning sederhana, dipotong dadu
- 3 ulas bawang putih, dikisar
- 2 sudu besar halia kisar
- 2 sudu kecil serbuk kari kuning, rempah ratus
- 1 sudu teh ketumbar kisar
- ¾ sudu teh serpihan lada merah, lihat nota utama tentang rempah ratus
- 4 cawan labu butternut potong dadu, potong dadu
- 14-auns tin tomato hancur panggang api
- ⅔ cawan santan penuh lemak
- ¾ cawan air
- 1 sudu teh garam halal
- 4 hingga 5 cawan bayam bayi
- 4 hingga 5 cawan beras perang yang telah dimasak

ARAHAN:
a) Panaskan periuk di atas api sederhana tinggi. Masukkan minyak kelapa, kemudian masukkan bawang besar. Masak bawang selama kira-kira 2 minit, sehingga ia mula lembut. Masukkan bawang putih dan halia dan masak satu minit lagi.
b) Masukkan serbuk kari, ketumbar, dan kepingan lada merah, dan kacau.
c) Masukkan labu butternut potong dadu, tomato hancur, santan, air, dan garam.

d) Tutup periuk dengan tudung dan biarkan semuanya mendidih.
e) Kecilkan api kepada sederhana dan biarkan labu mendidih selama 15 minit.
f) Selepas 15 minit, tusuk sekeping labu butternut dengan garpu untuk melihat sama ada labu itu lembut.
g) Tutup api. Masukkan anak bayam dan kacau kari sehingga bayam mula layu.
h) Hidangkan kari dalam mangkuk dengan sebelah nasi perang atau bijirin kegemaran anda.
i) Teratas dengan kacang tanah cincang, jika mahu.

PENJERAHAN

87. Carob mousse dengan alpukat

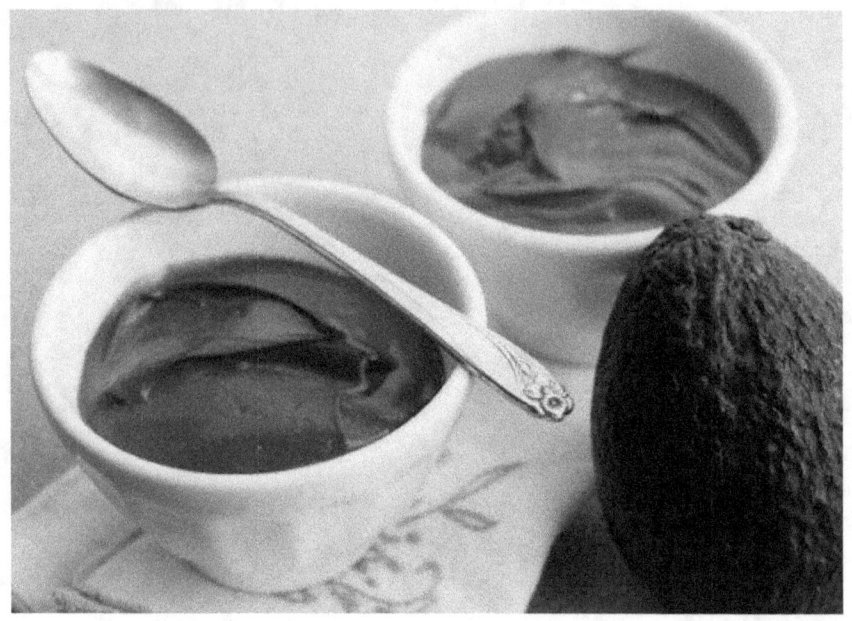

Membuat: 1 hidangan

BAHAN-BAHAN:
- 1 sudu besar minyak kelapa, cair
- ½ cawan air
- 5 kurma
- 1 sudu besar serbuk carob
- ½ sudu teh kacang vanila dikisar 1 alpukat
- ¼ cawan raspberi, segar atau beku dan dicairkan

ARAHAN:
a) Dalam pemproses makanan, satukan air dan kurma.
b) Campurkan minyak kelapa, serbuk carob, dan kacang vanila yang dikisar.
c) Masukkan alpukat dan gaul selama beberapa saat.
d) Hidangkan dengan raspberi dalam mangkuk.

88. Mulberi berempah & epal

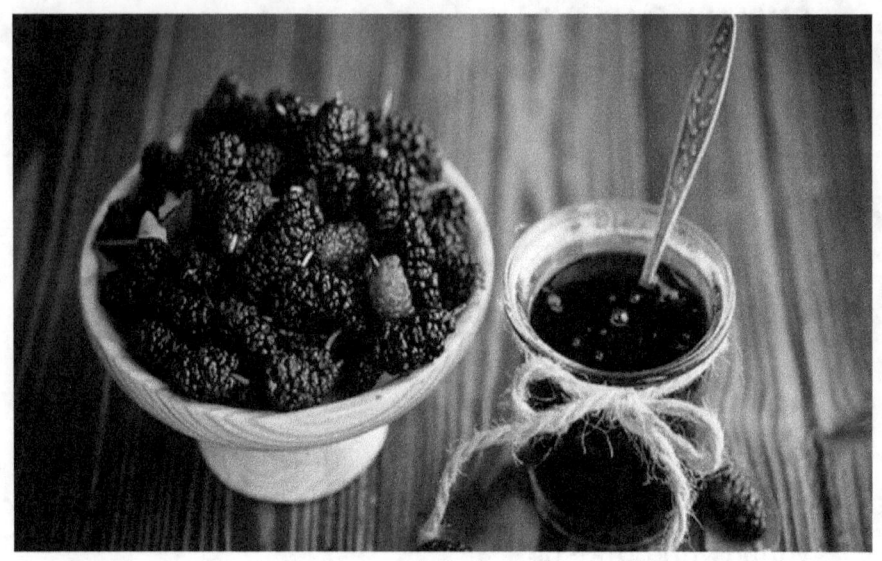

Membuat: 2 Hidangan

BAHAN-BAHAN:
- ½ sudu teh buah pelaga
- 2 biji epal
- 1 sudu teh kayu manis
- 4 sudu besar mulberi

ARAHAN:
a) Parut epal dengan kasar dan campurkan dengan rempah.
b) Masukkan mulberi dan biarkan selama setengah jam sebelum dihidangkan.

89. Kek lobak merah masam

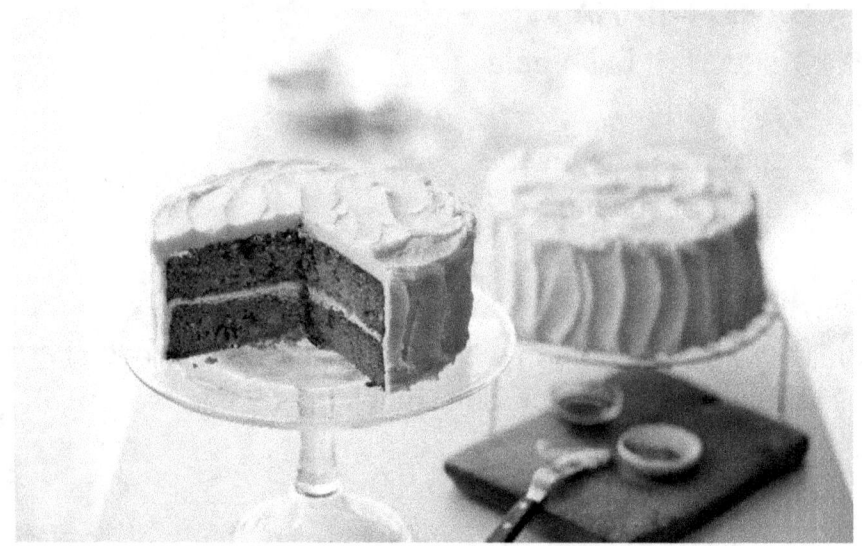

Membuat: 4

BAHAN-BAHAN:
- $\frac{1}{4}$ cawan minyak kelapa, cair
- 6 lobak merah
- 2 biji epal merah
- 1 sudu teh kacang vanila yang dikisar
- 4 biji kurma segar
- 1 sudu besar jus lemon kulit sebiji lemon, parut halus
- 1 cawan beri goji

ARAHAN:
a) Potong lobak merah menjadi kepingan dan putar dalam pemproses makanan sehingga dicincang kasar.
b) Campurkan dalam epal, yang telah dipotong menjadi kepingan.
c) Masukkan baki bahan dan proses sehingga sebati.
d) Letakkan adunan di atas pinggan dan sejukkan selama beberapa jam sebelum dihidangkan.
e) Teratas dengan beri goji.

90. Krim kranberi

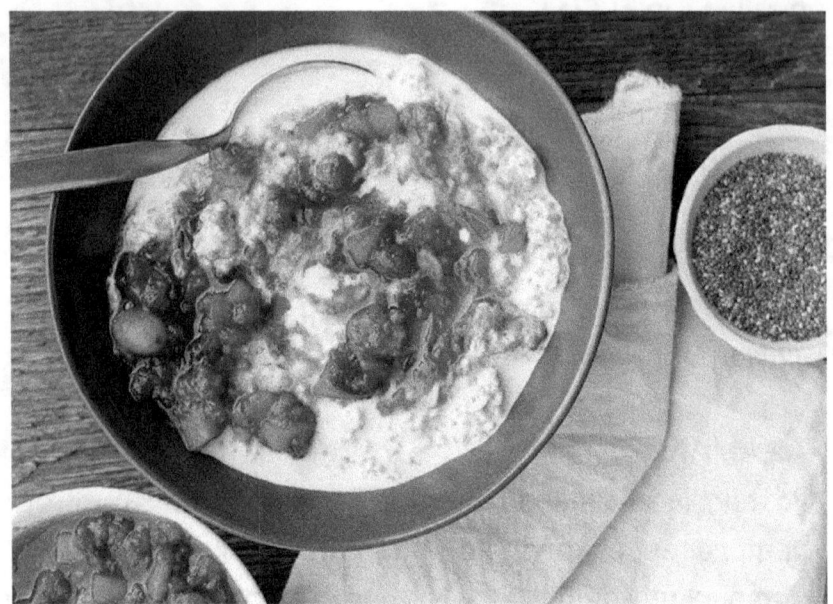

Membuat: 1 hidangan

BAHAN-BAHAN:
- Avokado _
- 1½ cawan cranberry, direndam
- 2 sudu teh jus lemon
- ½ cawan raspberi, segar atau beku

ARAHAN:
a) Campurkan alpukat, kranberi, dan jus lemon.
b) Tambah air jika perlu untuk mendapatkan konsistensi berkrim.
c) Letakkan dalam mangkuk dan atas dengan raspberi.

91. Pisang , Granola & Berry

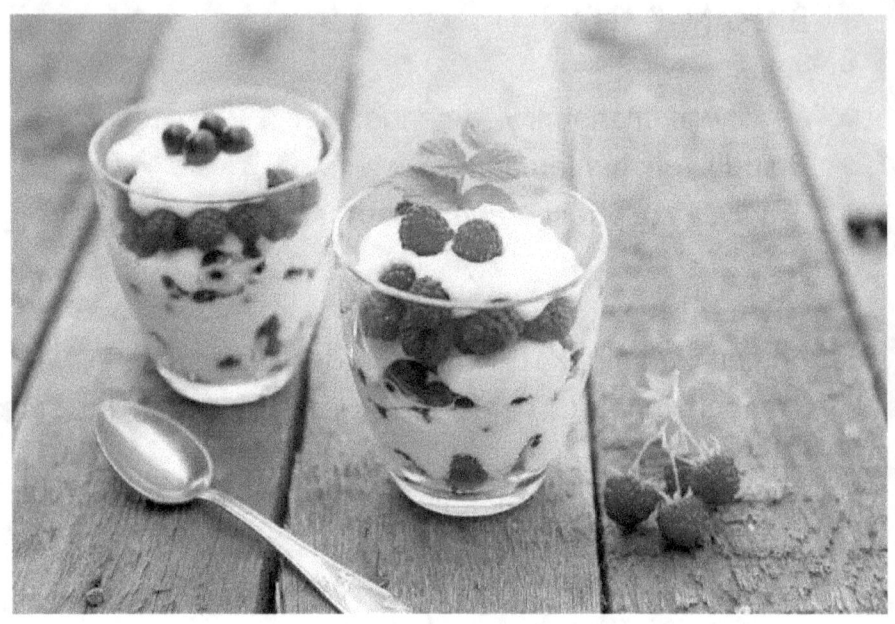

Membuat: 2

BAHAN-BAHAN:
- 1 sudu besar gula manisan
- $\frac{1}{4}$ cawan granola rendah lemak
- 1 cawan hirisan strawberi
- 1 pisang
- Yogurt berperisa nanas vegan 12 auns
- 2 sudu teh air panas
- 1 sudu besar koko, tanpa gula

ARAHAN:
a) Lapiskan yogurt vegan, hirisan strawberi, hirisan pisang, dan granola dalam dua gelas parfait .
b) Satukan koko, gula manisan, dan air sehingga rata.
c) Hujan renyai-renyai atas setiap parfait.

92. Blueberry & pic rangup

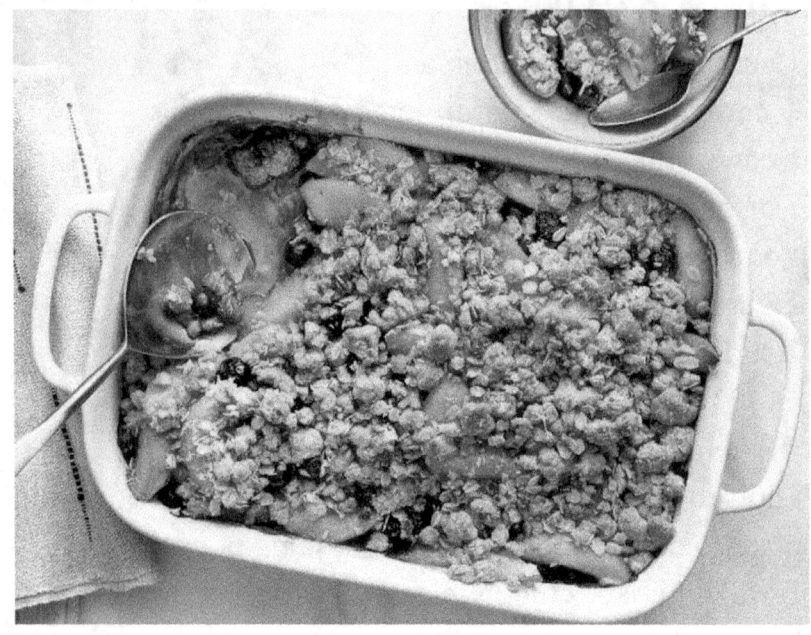

Membuat: 8

BAHAN-BAHAN:
- 6 cawan pic segar, dikupas dan dihiris
- 2 cawan beri biru segar
- ⅓ cawan ditambah ¼ cawan gula perang muda
- 2 sudu besar tepung badam
- 2 sudu teh kayu manis , dibahagikan _
- 1 cawan oat bebas gluten
- 3 sudu besar marjerin minyak jagung

ARAHAN:
a) Panaskan ketuhar hingga 350 darjah Fahrenheit.
b) Satukan beri biru dan pic dalam hidangan pembakar.
c) Satukan ⅓ cawan gula perang, tepung badam dan 1 sudu teh kayu manis .
d) Masukkan pic dan beri biru untuk digabungkan.
e) Campurkan oat bebas gluten, baki gula perang, dan baki kayu manis.
f) Potong marjerin hingga lumat, kemudian taburkan ke atas buah.
g) Bakar selama 25 minit .

93. Oatmeal Brûlée

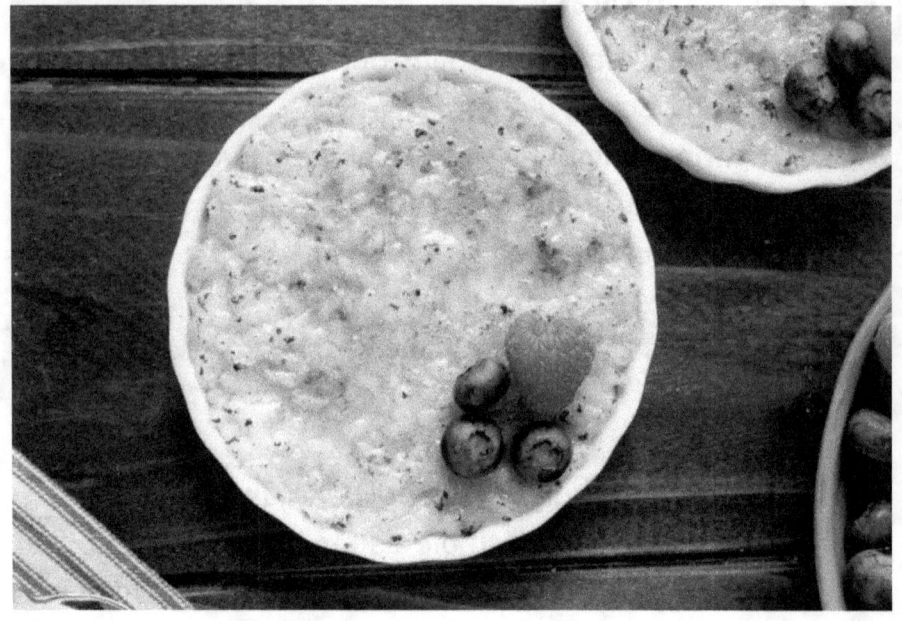

Membuat: 6 Hidangan

BAHAN-BAHAN:
- 3 $\frac{1}{4}$ cawan susu badam
- 2 cawan oat gulung bebas gluten
- 1 sudu teh ekstrak vanila
- 1 sudu teh kayu manis
- 1 cawan raspberi atau beri pilihan anda
- 2 sudu besar walnut, dicincang
- 2 sudu besar gula merah

ARAHAN:
a) Panaskan ketuhar hingga 350°F dan alaskan loyang muffin.
b) Bawa susu badam hingga mendidih tinggi dalam periuk ; campurkan dengan oat, dan tutup selama 5 minit.
c) Masukkan vanila dan kayu manis dan kacau hingga sebati.
d) Isikan setiap cawan muffin separuh dengan oat.
e) Sejukkan untuk 20 minit.
f) Hiaskan setiap cawan oat dengan beri, walnut dan gula perang.
g) Panggang hingga kekuningan , lebih kurang 1 minit .

94. Aneka Beri Granita

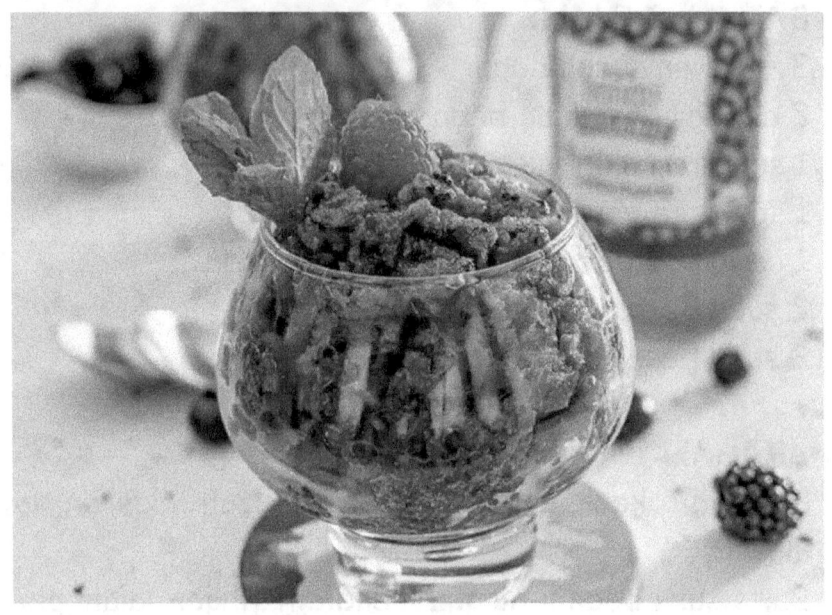

Membuat: 4

BAHAN-BAHAN:
- $\frac{1}{2}$ cawan strawberi segar, dikupas dan dihiris
- $\frac{1}{2}$ cawan raspberi segar
- $\frac{1}{2}$ cawan beri biru segar
- $\frac{1}{2}$ cawan beri hitam segar
- 1 sudu besar sirap maple
- 1 sudu besar jus lemon segar
- 1 cawan ais kiub, hancur

ARAHAN:
a) Letakkan beri, sirap maple, jus lemon dan kiub ais dalam pengisar berkelajuan tinggi dan kisar pada kelajuan tinggi sehingga licin.
b) Pindahkan campuran beri ke dalam loyang, ratakan, dan bekukan selama 30 minit.
c) Keluarkan dari peti sejuk dan kacau granita sepenuhnya dengan garpu.
d) Bekukan selama 2 jam, kacau setiap 30 minit.

95. Aiskrim Labu Tanpa Gula Vegan

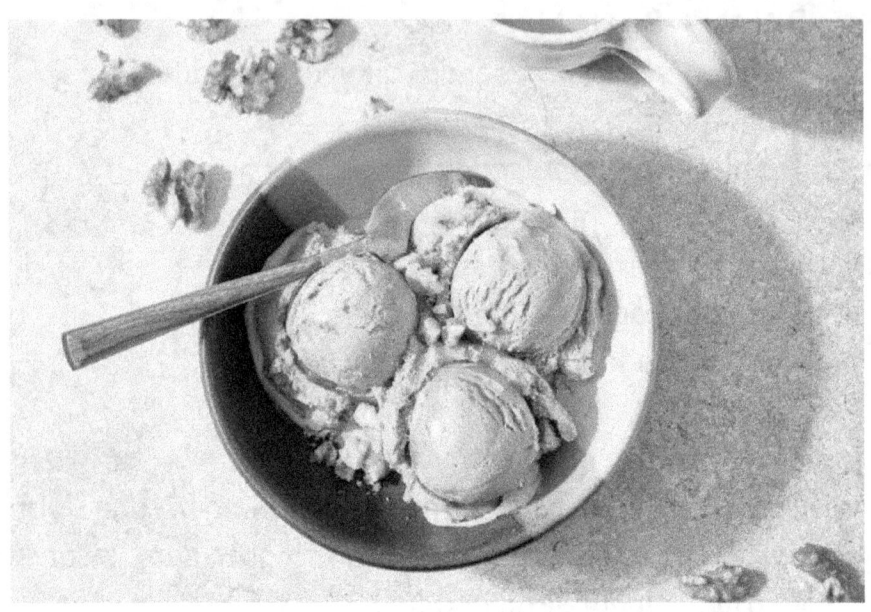

Membuat: 6

BAHAN-BAHAN:
- 15 auns puri labu buatan sendiri
- $\frac{1}{2}$ cawan kurma, diadu dan dicincang
- Dua tin 14 auns santan tanpa gula
- $\frac{1}{2}$ sudu teh ekstrak vanila organik
- $1\frac{1}{2}$ sudu teh rempah pai labu
- $\frac{1}{2}$ sudu teh kayu manis tanah

ARAHAN:
a) Kisar semua bahan hingga sebati.
b) bekukan _ sehingga 2 jam .
c) Tuangkan ke dalam pembuat aiskrim dan proses .
d) Bekukan selama 2 jam lagi sebelum dihidangkan.

96. Krim buah beku

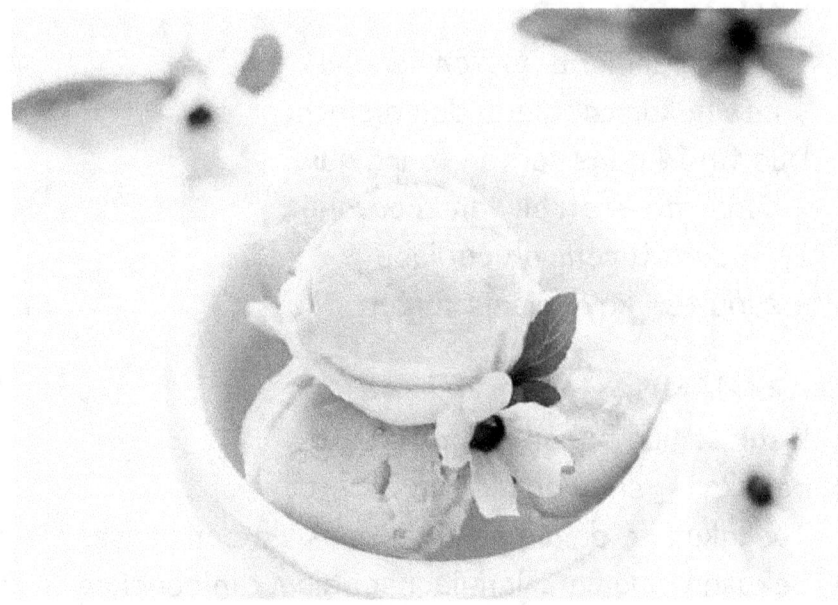

Membuat: 6

BAHAN-BAHAN:
- 14-auns tin santan
- 1 cawan ketulan nanas beku, dicairkan
- 4 cawan hirisan pisang beku, dicairkan
- 2 sudu besar jus limau nipis segar
- secubit garam

ARAHAN:
a) Alas pinggan mangkuk kaca dengan bungkus plastik.
b) Kisar semua bahan hingga sebati.
c) Isikan hidangan kaserol yang disediakan sama rata dengan adunan.
d) Sebelum dihidangkan, bekukan selama kira-kira 40 minit.

97. Puding alpukat

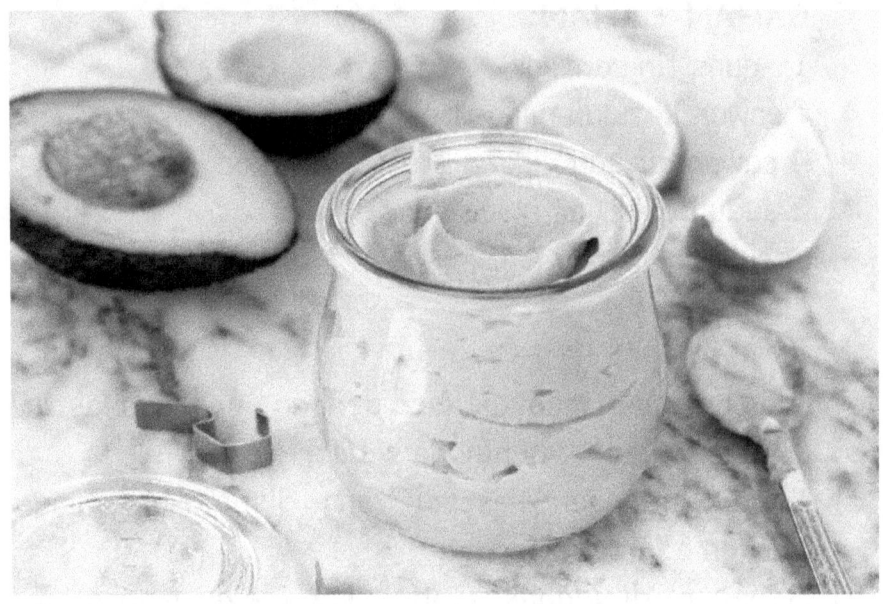

Membuat: 4

BAHAN-BAHAN:
- 2 cawan pisang, dikupas dan dicincang
- 2 buah alpukat masak, dikupas dan dicincang
- 1 sudu kecil perahan limau nipis, parut halus
- 1 sudu kecil kulit lemon, parut halus
- ½ cawan jus limau segar
- ⅓ cawan madu
- ¼ cawan badam, dicincang
- ½ cawan jus lemon

ARAHAN:
a) Blend semua bahan sehingga licin.
b) Tuangkan mousse ke dalam 4 gelas hidangan.
c) Sejukkan selama 2 jam sebelum dihidangkan.
d) Hiaskan dengan kacang dan hidangkan.

98. Gulung cili dan walnut

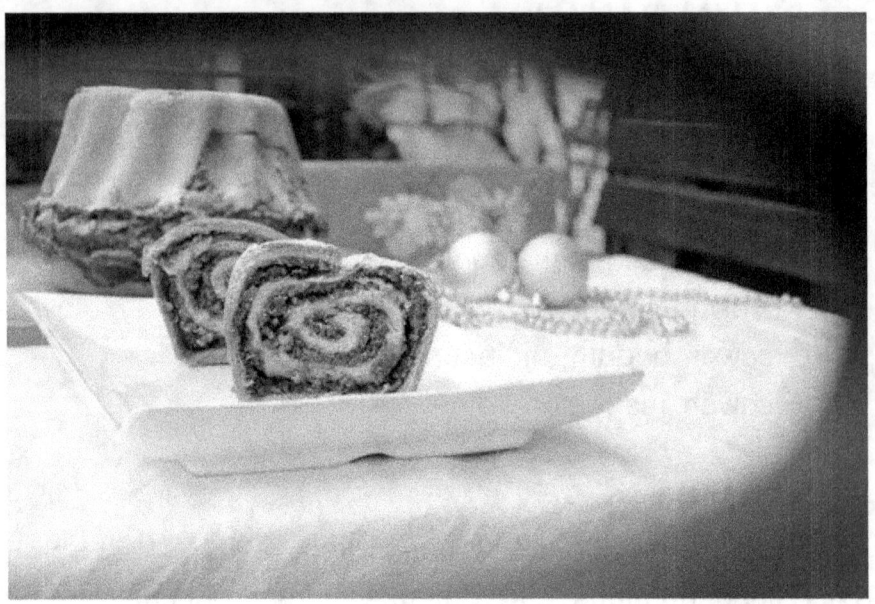

Membuat: 2-3 hidangan

BAHAN-BAHAN:
- 2 lobak merah, dicincang
- 1 sudu besar jus lemon
  - 5 helai nori, dihiris panjang
- $1\frac{1}{2}$ cawan walnut
- $\frac{1}{2}$ cawan sauerkraut
- 5 biji tomato kering matahari, rendam
- $\frac{1}{4}$-$\frac{1}{2}$ cili segar
- $\frac{1}{2}$ cawan oregano, segar
- $\frac{1}{4}$ lada merah

ARAHAN:
a) Dalam pemproses makanan, pukul kacang walnut sehingga dicincang kasar.
b) Campurkan lobak merah, tomato kering matahari, cili, oregano, lada dan lemon.
c) Isi mangkuk separuh dengan celup.
d) Untuk sekeping nori, tambahkan 3 sudu besar celup kacang dan sauerkraut.
e) Gulung ke atas.

99. Menyembuhkan Pai Epal

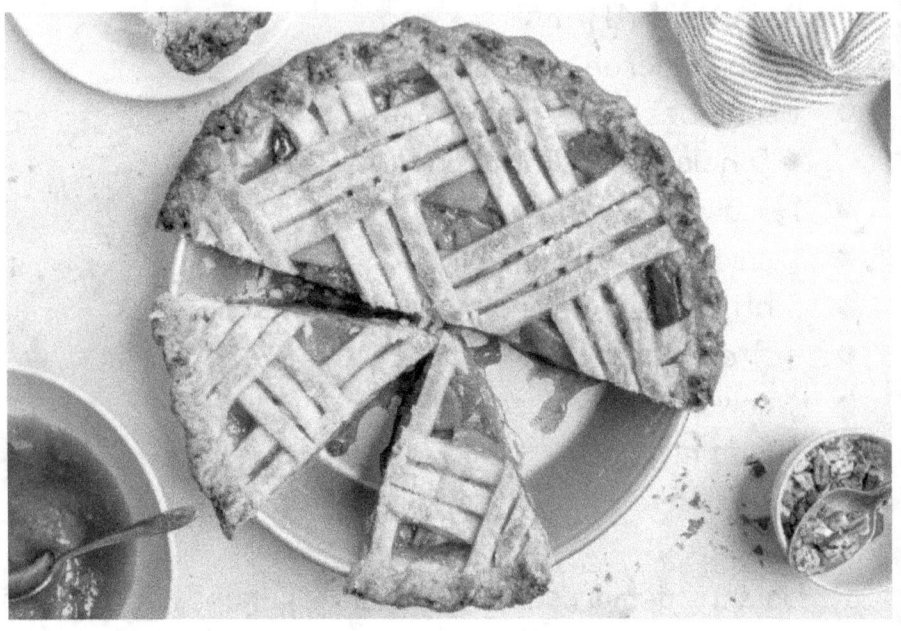

Membuat: 8

BAHAN-BAHAN:
UNTUK Epal:
- 8 biji epal, dibuang biji, dikupas dan dihiris halus
- 16 sudu besar gula kelapa
- 2 sudu besar tepung jagung
- 1 sudu teh ekstrak vanila
- 1 sudu teh minyak kelapa
- 1 sudu teh kayu manis tanah
- Secubit garam laut secukup rasa

UNTUK PASTRY:
- $1\frac{1}{4}$ cawan badam kisar
- $\frac{1}{4}$ cawan minyak kelapa
- $1\frac{1}{4}$ cawan tepung tanpa gluten
- Air, mengikut keperluan

ARAHAN:
UNTUK Epal:
a) Letakkan epal, minyak kelapa, gula kelapa, vanila, kayu manis, dan garam dalam kuali dengan penutup.
b) Biarkan masak dengan api perlahan, kacau sekali-sekala, selama kira-kira 20 minit.
c) Larutkan tepung jagung dalam percikan kecil air dalam mangkuk kecil.
d) Masukkan bancuhan tepung jagung dan air dan gaul rata.
e) Bila epal dah pekat, tutup api.

UNTUK PASTRY:

f) Panaskan ketuhar hingga 180 darjah Celsius.
g) Satukan semua bahan dalam mangkuk besar bersama air, sehingga ia membentuk doh yang padat.
h) Bahagikan pastri kepada dua dan masukkan separuh kepada hidangan pai yang telah digris. Gunakan jari anda untuk menekannya dengan berhati-hati di bahagian bawah dan ke atas bahagian tepi hidangan.
i) Letakkan sehelai kertas pembakar kalis minyak di atas kaunter dan gunakan pin penggelek untuk melancarkan baki doh pastri ke dalam bentuk bulat yang cukup besar untuk menutup pai.
j) Sebaik sahaja anda menyediakan ini, pindahkan campuran epal ke dalam kerak pai.
k) Sekarang letakkan lapisan atas pastri di atas kerak pai.
l) Gunakan jari anda untuk menahan lapisan atas kerak di atas kerak, dengan menekan ke bawah pada semua tepi di sekeliling pai, memastikan ia dimeterai dengan betul.
m) Gunakan pisau untuk membuat celah kecil di tengah bahagian atas kerak pai.
n) Bakar selama kira-kira 30 minit, sehingga kerak pastri padat pada sentuhan dan perang keemasan.

100. Makaroni Air Kelapa & Oren

Membuat: 14

BAHAN-BAHAN:
- 3 cawan kelapa parut tanpa gula
- 4 sudu besar sirap tebu yang tidak ditapis
- 4 sudu besar minyak kelapa, cair
- 1 sudu teh Air Bunga Bunga Oren
- Badam Panggang, untuk dihidangkan

ARAHAN:
a) Dalam pemproses makanan, blitz kelapa sehingga ia dipecahkan kepada serpihan yang sangat kecil. Biarkan sedikit tekstur.
b) Masukkan sirap, minyak, dan air bunga. Blitz sehingga sebati.
c) Letakkan adunan dalam mangkuk dan masukkan ke dalam peti sejuk selama 5-8 minit. Ini akan membolehkan minyak kelapa mengeras supaya anda boleh bekerja dengan campuran.
d) Semasa anda menunggu, tambahkan 10-12 biji badam ke dalam pemproses makanan dan pecahkan kepada kepingan kecil.
e) Dalam kuali, masukkan 2 sudu teh minyak kelapa dan panaskan pada sederhana rendah, masukkan kacang dan bakar selama beberapa minit sehingga wangi.
f) Uji doh kelapa untuk melihat sama ada ia kekal bersama apabila anda memerah sedikit di tapak tangan anda. Jika sudah siap, picit menjadi bebola kecil dengan tangan anda. Campuran adalah halus.

g) Letakkan bebola pada hidangan hidangan dan atasnya dengan jem oren dan badam panggang.

KESIMPULAN

Semasa kami mengakhiri perjalanan kami melalui "DAPUR KULIT BAHAGIA," kami berharap anda telah menemui kuasa transformatif pemakanan dan penjagaan kulit yang berfungsi secara harmoni. Setiap resipi dalam halaman ini adalah perayaan kulit yang sihat dan berseri yang terhasil daripada menyuburkan badan anda dengan bahan-bahan yang sihat dan pemakanan yang teliti.

Sama ada anda telah menerima smoothie yang penuh dengan antioksidan, menikmati salad yang meningkatkan kolagen atau menikmati hidangan pembuka yang kaya dengan omega-3, kami percaya bahawa 100 resipi ini telah memberi inspirasi kepada anda untuk mengutamakan kesejahteraan kulit anda melalui makanan yang anda nikmati. . Di luar ramuan dan teknik, konsep DAPUR KULIT BAHAGIA mungkin menjadi gaya hidup—pendekatan yang mengiktiraf kaitan antara apa yang anda makan dan kecantikan yang terpancar dari dalam.

Sambil anda terus menerokai dunia penjagaan kulit melalui pemakanan, semoga "DAPUR KULIT BAHAGIA" menjadi teman anda yang dipercayai, membimbing anda melalui resipi yang lazat dan berkhasiat yang menyokong perjalanan anda ke arah kulit yang ceria dan berseri. Ini adalah untuk menerima sinergi makanan dan penjagaan kulit, dan untuk menikmati kegembiraan menyuburkan kulit anda dari dalam ke luar. Ceria kepada kulit yang gembira dan berseri!

www.ingramcontent.com/pod-product-compliance
Lightning Source LLC
Chambersburg PA
CBHW071315110526
44591CB00010B/896